Coscienza e Guarigione

Guida pratica
all'autoguarigione consapevole

Marco Masi

Seconda Edizione 2019

Indice

Introduzione

Spesso si sente dire che il corpo è come una macchina. A volte si aggiunge che è una macchina meravigliosa. Si rimane nel vago però nel specificare che cosa sia quell'aspetto che suscita tanta meraviglia. Se proviamo a calarci in una conoscenza che vada oltre ad una percezione strettamente scientifica e materialistica delle cose ci renderemmo conto che, paradossalmente, in questa frase si cela un presagio del contrario di quello che si afferma testualmente. Perché quello che noi percepiamo di così meraviglioso in questa 'macchina' è l'intuizione che esiste in essa qualcosa che invece meccanico non è. C'è qualcosa nel corpo, nei nostri organi, nelle nostre cellule che sfugge ad una descrizione e ad una comprensione determinista e meccanicista. Ed è proprio questo aspetto che dovrebbe attirare la nostra attenzione più di ogni altro e su cui si è ancora troppo poco riflettuto. Nella nostra comprensione analitica di superficie e che permea in gran parte non solo la medicina ufficiale ma anche quella della maggior parte delle medicine alternative, si è ancora incentrati su una ricerca prevalentemente materialista o su un approccio che si basa su nessi e su principi di cause ed effetti che si vogliono essere a priori meccanici e materiali volendo seguire uno schema generalizzabile scientificamente. La realtà tuttavia è molto diversa.

Oggi, con il progresso delle tecnologie d'indagine medica ed in particolare delle neuroscienze, si è imposta una tendenza al volere spiegare e dimostrare tutto in termini neurobiologici, di attivazioni di aree cerebrali, di fattori chimici, genetici e che si rifanno strettamente ad un materialismo scientifico. Anche la maggior parte delle medicine alternative (o 'complementari', che dir si voglia) fanno quasi a gara con la medicina allopatica (o 'convenzionale' o 'ufficiale', se si preferisce chiamarla così) nel volere dimostrare a tutti i costi le loro tesi citando articoli di riviste scientifiche prestigiose (spesso del tutto di sproposito) in cui verrebbero spiegati i meccanismi di auto-guarigione, riducendoli a processi materiali nel cervello, delle cellule, nel DNA o causate da reazioni biochimiche, ecc. Sembra quasi che domini la paura che, se non si fornisce sempre la dimostrazione della base molecolare o neurale di un metodo di guarigione (a volte inserendovi in modo ancora più dubbio la fisica quantistica), le proprie tesi non possano essere prese sul serio. Inconsciamente questo atteggiamento si poggia su un neo-materialismo che tutto vuole di nuovo ridurre a molecole e processi semplici e meccanici. Paradossalmente proprio il contrario di una concezione olistica delle cose e che ufficialmente si sostiene di volere favorire. Questo atteggiamento si poggia anche sull'assunto inconsapevole che solo ciò che è scientifico è 'vero', mentre tutto il resto è falso o nel migliore delle ipotesi mera speculazione. Questa tendenza è figlia del nostro tempo ma quasi sempre ci vincola nel rimanere confinati in una realtà ed una possibilità di guarigione molto limitata. Molto spesso è proprio perché si rifiuta di andare aldilà di questo paradigma che il processo di guarigione diventa impossibile. Perché la dimostrazione empirica di un fenomeno e la sua riduzione al solo processo materiale può andare bene se si vuole studiare la caduta del grave, costruire un motore o un computer o dimostrare l'esistenza del bosone di Higgs. Ma la vita, sia pur basandosi su aggregati materiali con molte caratteristiche meccaniche, è comunque infinitamente più ampia e complessa, reggendosi su leggi e processi che si muovono ormai in domini e dimensioni che vanno ben aldilà del materiale.

Si può legittimamente rimanere convinti che aldilà del materiale nulla esista. Secondo questa concezione noi siamo delle macchine bio-molecolari o poco più, il resto è solo un'illusione religiosa o superstizione irrazionale, un rimasuglio medievale verso cui il scientista nutre sensi di superiorità. Ci si chiude in questa gabbia e ci si vanta pure di essere materialisti e razionalisti. Se leggi queste righe presumibilmente non appartieni a questa concezione e visione del mondo e della vita. Ti sarai reso conto come deve esserci di più. Non semplicemente per un atto di fede, ma per una conoscenza interiore, un qualcosa che sa, indipendentemente da quello che una percezione sensoriale di superficie suggerisce.

Per cui sai già, o almeno riesci a intuire o meglio 'pre-sentire', che i processi biomolecolari che caratterizzano certe malattie sono essi stessi già solo un effetto di forze immateriali, non la causa della malattia. Il cervello è canale e interfaccia di pre-processamento sensoriale con il mondo esterno materiale, non il sito ultimo della mente, della coscienza, delle emozioni o dell'intuizione. La materia è una manifestazione della coscienza, non il viceversa. L'insistenza del volere spiegare un processo di autoguarigione consapevole a partire da dei dati forniti da elettroencefalogrammi, TAC, RMN, sequenziamento del Dna, ecc. è come cercare di spiegare l'esistenza del latte a partire dal burro, e poi meravigliarsi che c'è sempre qualcosa che non torna, rimane inspiegato, sfugge. Pertanto, anche questo si rivelerà essere un giorno solo una fase, una transizione nell'evoluzione della conoscenza e coscienza umana e che dovrà essere prima o poi superata a vantaggio di un approccio più esperienziale, soggettivo e intuitivo.

Chi vuole trovare salute e serenità oggi, nel presente, con un metodo di autoguarigione efficace, dovrà rinunciare al volere a tutti i costi spiegare tutto in termini di un materialismo riduzionista. Le spiegazioni delle cause materiali del proprio malessere non gli serviranno, anzi sono potenzialmente un freno intellettuale al processo di guarigione. E' un impulso che nasce dalla convinzione collettiva che il corpo sia in fin dei conti solo un aggregato di carne ed ossa, un oggetto materiale che necessita quindi di un trattamento materiale. Una specie di computer sofisticato che ha un hardware in cui fluisce un'energia biochimica ed esegue un algoritmo. Secondo questa visione, il corpo deve essere rimesso al suo posto con la regolazione di quell'energia (i farmaci), la riparazione delle sue parti (interventi chirurgici) o perfino la modificazione dell'algoritmo (da cui le grandi speranze che, malgrado decenni di ricerca rimangono deluse, di risolvere i problemi con la manipolazione del codice genetico). Si tratta di aprocci e ricerche in sé non sbagliati ma che grattano solo una sottile superficie. Il resto rimane nascosto, perché non si crede che ci sia altro.

Il senso di tutto quello che verrà esposto di seguito invece si poggia sulla constatazione di un'esperienza vissuta che il corpo non è una macchina. In linea di principio sembra essere un'affermazione che comunque anche altri condividono, spesso anche la medicina ufficiale, ma ben pochi ne traggono le dovute conclusioni. Malgrado ciò rimane una convinzione profondamente radicata nella nostra cultura, anche tra coloro che sono aperti alle metodologie di cura alternative, che il nostro corpo sia una sorta di meccano che risponde solo all'ambiente fisico o alle cure chimiche (artificiali o naturali che siano). Ne è prova il fatto che anche tra costoro si mette l'enfasi prevalentemente sulle abitudini alimentari o ai rimedi fisici, sia pur naturali. Ma pochi ancora adottano un metodo terapeutico che usa il potere della coscienza e della suggestione a partire dall'eliminazione delle false credenze e false convinzioni e l'avvio di una ricerca interiore.

Certo, più o meno tutti abbiamo sentito parlare delle cosiddette malattie psicosomatiche, ossia che esista un nesso tra un sintomo fisico ed uno psicologico quando non è possibile diagnosticarne una causa fisica. I medici lo sanno bene che esiste questa eventualità dato che hanno spessissimo a che fare con pazienti che lamentano dei disturbi senza che sia possibile rivelare alcunché a livello corporeo. Così come tutti sanno dell'effetto placebo. Se crediamo che una pillola abbia un potere curativo è molto più probabile che guariremo, anche se era solo zucchero. Meno noto è il fatto che esiste anche l'effetto contrario, detto 'effetto nocebo'. Ovvero se crediamo che certe sostanze o certi atteggiamenti siano dannosi alla nostra salute, sarà più probabile che ci ammaleremo, anche se non è vero. Il potere della suggestione è ormai ben noto ed in gran parte accettato anche dalla medicina allopatica. Innumerevoli sono le evidenze scientifiche e le ricerche che mettono in evidenza la connessione tra mente e corpo. Sono cose che si sanno da decenni e che sono state ampiamente accettate anche da parte della scienza più materialista.

Eppure, quando stiamo male, sembra che di questa conoscenza e saggezza ce ne dimentichiamo inspiegabilmente. Al momento della malattia, tutto ciò non sembra più esistere, come se non ne avessimo mai sentito parlare. Fino ad ora, sia la medicina ufficiale che quella alternativa, non hanno mai veramente tentato di sfruttare seriamente questo dato di fatto ormai riconosciuto da tutti ai fini di un metodo terapeutico. Del potere della mente e della coscienza sul nostro corpo ci limitiamo a prenderne atto intellettualmente e passivamente, paradossalmente però ce ne dimentichiamo totalmente proprio quando potrebbe esserci utile per porre rimedio alla sofferenza. Anche la maggioranza dei metodi alternativi continua a focalizzarsi sui rimedi per eliminare i sintomi ma lascia di nuovo nello sfondo le cause. Perché anche con questi metodi, sia pur se naturali, olistici e non allopatici, quando si agisce p.es. con l'uso di erbe medicinali, l'adozione di una particolare alimentazione o l'uso di magneti o cristalli o quant'altro, ci si limita a contrastare solo i sintomi ma si continua a non prendere in considerazione le cause profonde che risiedono nella nostra psiche. Il cercare soluzioni al di fuori di noi invece che dentro di noi è diventata una sorta di abitudine cronica. Non si tratta di ignoranza intellettuale, ma di una mentalità e un meccanismo abitudinario, collettivo, potremmo dire quasi ipnotico, che ci viene tramandato da generazioni ed inculcato fin dalla più tenera età dalla cultura e dal contesto sociale in cui viviamo. Così facendo, l'origine delle malattie e il fondamento della salute non può essere compreso dato che ci si limita ad una visione materialista che rimane estremamente limitata e superficiale, sia in conoscenza che nel suo raggio d'azione.

Quando invece ci si apre a stati di coscienza che vanno aldilà di quelli della mente puramente analitica e sensoria, diventa un fatto quasi auto-evidente che il corpo, le sue funzioni vitali e il suo stato di salute non sono il risultato delle sole cause materiali e spesso non lo sono affatto. Si scopre che il corpo stesso ha una sua coscienza propria. Una coscienza che, per così dire, è anche essa semi-individualizzata in un essere semi-cosciente, altro da quello che vediamo e tocchiamo come corpo materiale. Non è neppure quel 'io' che sentiamo di essere. La coscienza del corpo ha una sua individualità propria, sia pur fortemente interconnessa con noi. È come un'altra persona in simbiosi con noi ed a cui ci siamo talmente abituati che la scambiamo per noi stessi o, al contrario, la ignoriamo del tutto. Infatti la coscienza insita nelle cellule del corpo non è la stessa cosa di quel che percepiamo essere la nostra personalità in forma di mente pensante, essere emotivo e senziente. Ma le due cose sono così interconnesse e co-dipendenti che non ce ne accorgiamo e non lo sappiamo neppure.

Si potrebbe dire che la materia stessa possiede una forma di coscienza. Tuttavia, la coscienza di un sasso è così involuta, inerte e subcosciente che reagisce ed agisce secondo leggi puramente basate su azioni e reazioni in modo meccanico, ripetitivo e prevedibile, ovvero secondo quelle leggi della fisica e che usiamo chiamare 'scientifiche'. Il corpo umano invece è un organismo infinitamente più complesso e che è infuso da una sostanza-coscienza e consapevolezza propria che va ben aldilà di quella di una zolla di terra, sia pur senza avere ancora raggiunto i livelli di coscienza propri dell'essere umano. A differenza di un sasso, questa coscienza corporea non si lascia più descrivere e tantomeno prevedere dalle sole leggi della biochimica. È questa la ragione di fondo perché anche altri mille anni di progresso scientifico della medicina, almeno quella strettamente materialista attuale, non potranno mai portarci oltre ad un certo limite di efficacia nella prevenzione e guarigione. Un limite che forse stiamo già raggiungendo oggi perché la medicina basata su rimedi materiali (quindi anche quella naturale) rimane in superficie, ignora a priori la stragrande maggioranza della realtà che costituisce e determina il funzionamento del nostro corpo.

Non si tratta di una speculazione o una teoria ma di un fatto vissuto che si basa su esperienze molto concrete. Quando si vive quest'esperienza diventa chiaro come la salute del nostro corpo dipende molto meno di quel che si crede da fattori fisici. Non è che la corporeità viene meno ma assume un'importanza molto secondaria. Altri sono i fattori che incidono molto di più dell'aspetto materiale e biochimico su cui oggi si pone così esageratamente l'accento.

Sia pur senza volere cristallizzare concetti in categorie e classificazioni che hanno un valore relativo, dato che nel mondo dell'intuizione e dello spirito queste tendono a sfocare e perdono le loro delimitazioni nette e chiare, potremmo tuttavia, a fin di chiarezza, organizzare grossolanamente in sette le cause principali che determinano la malattia o la salute del corpo e su cui si può agire e lavorare coscientemente per imparare l'arte dell'autoguarigione. 'Guarire' significa comprendere, divenire coscienti ed accettare il fatto che esistono questi principi di causa ed effetto e che è necessario agire su questi sette 'livelli causali'. Significa non limitarsi ad una terapia farmacologica o solo materiale ma anche raggiungere la consapevolezza che la nostra salute dipende da altre dimensioni su cui dobbiamo concentrarci per cambiare noi stessi e per trasformarci. In questa introduzione ci limitiamo ad esporre brevemente queste diverse possibili cause. I dettagli sul come divenirne più consapevoli e come usare questa conoscenza ai fini della guarigione verranno elaborati nei capitoli successivi.

Tra le cause prime ci sono i condizionamenti mentali e le suggestioni esterne. È necessario realizzare come siamo influenzati mentalmente dalle persone che ci circondano e dalla cultura in cui siamo nati per quanto riguarda i concetti di malattia e guarigione. Non si tratta di un mero esercizio mentale o intellettuale. La coscienza del corpo infatti crede, assieme a noi, quello che queste suggestioni gli trasmettono. Anche il solo fatto di avere una credenza su qualche cosa che riguarda la nostra salute, la realizza materialmente nelle cellule. A secondo di quel che sono le nostre convinzioni (non necessariamente legate ad emozioni) possiamo guarire od ammalarci o peggio, non riuscire più a guarire. Questo livello potremmo chiamarlo 'ideologico'. Eppure basta la nostra impostazione ideologica a determinare lo stato del corpo, perché in esso esiste quel che potremmo chiamare una 'mente del corpo' e che sa bene quel che crediamo, temiamo, o pensiamo di sapere.

Un altro livello causale è quello mentale ed emotivo. Qui, nella maggior parte dei casi, regna sovrana e solitamente incontrastata la paura e le emozioni negative. Più temiamo un malore e più probabile è che se ne presentino i sintomi. Più ci lasciamo prendere da emozioni negative e più il fisico ne risulterà indebolito. Il nutrire emozioni positive non è solo una necessità dell'anima ma un potente mezzo di risanamento fisico.

Anche il nostro carattere o quello che si usa chiamare la nostra 'personalità' può diventare causa di malessere. Molti fanno resistenza all'idea che sia necessario cambiare carattere per guarire. Perché è una credenza troppo comune quella di scambiare la propria vera essenza, quel piccolo 'io' o quel che si usa chiamare 'anima' con il proprio carattere o le emozioni. Ragione per la quale, alcuni intendono il cambiamento di carattere come un tentativo di forzare sé stessi e la propria vera identità. In realtà, quel che chiamiamo 'carattere' è una maschera di superficie mentre il nostro *"nobile io se ne sta molto ben celato dietro al velo di uno smorto scintillio intellettuale"*, come avrebbe detto il mistico indiano Sri Aurobindo [Satprem]. Eppure, se si vuole praticare la vera autoguarigione, sia interiore che fisica, l'avere il coraggio di mettersi in discussione e cambiare il proprio carattere, rimane un elemento necessario. Per capire il perché basta ricordarsi che la coscienza del corpo riflette anche quella della nostra personalità.

Esistono poi cause da ricondurre a blocchi emozionali e traumi passati che ci condizionano ai livelli più subconsci, non senza condizionare anche la nostra salute fisica. Molti sviluppano malattie più o meno croniche a causa di esperienze traumatiche nel passato recente o anche nell'infanzia (incidenti, perdite di persone care, separazioni, violenza, ecc.) e di cui sono rimaste tracce profonde anche nel nostro subconscio, non per ultima la coscienza cellulare.

Scavando ancora più in profondità si arriva alle cause che hanno la loro origine nella memoria della coscienza del corpo, quel che chiameremo la 'memoria cellulare'. Infatti, la coscienza del corpo ha anche una memoria in cui registra e richiama esperienze, pensieri, suggestioni, convincimenti, ecc. Qui si trovano registrate tutte le nostre percezioni fisiche ed emotive, anche quelle dimenticate e più recondite fino a quelle del cosiddetto 'karma' che possono risalire a vissuti, esperienze ed eventualmente anche traumi di vite passate.

Ad un altro livello si trova una decisione inconscia eppure volontaria ed interiore nel fare volutamente l'esperienza della malattia e della sofferenza. Potremmo chiamarle 'malattie evolutive' che sono una 'scelta dell'anima', la quale decide volutamente di attraversare una certa fase di un'esperienza dolorosa perché sa che questo la farà crescere ed evolvere e/o perché renderà più resistente il corpo stesso, anche se al livello conscio esteriore pensiamo e vorremmo il contrario. Si tratta di un processo evolutivo che la nostra mente cosciente di superficie ha difficoltà di accettare. Eppure è proprio questa accettazione che può divenire una delle chiavi di autoguarigione.

Infine, il livello causale rimanente è quello materiale. Si tratta del consueto aspetto fisico, bio-chimico di cui si occupa la medicina ufficiale. Non a caso lo mettiamo per ultimo. Non solo perché è l'unico aspetto che conosciamo tutti molto bene ma anche per la sua importanza relativa. La medicina convenzionale si occupa solo di questa buccia di superficie ed ignora (e di solito anche disconosce) tutti gli altri livelli causali. Anche quelle medicine naturali che p.es. si basano solo su rimedi basati sulle erbe medicinali o su terapie fisiche non vanno aldilà di questo sottile strato della nostra esistenza.

Questa descrizione è solo arbitraria e non ci atterremo ad una rigida classificazione nel nostro viaggio all'interno della pratica dell'autoguarigione. Tuttavia è importante possedere almeno questa conoscenza ed intuizione di fondo che ci deve indurre ad andare oltre l'aspetto corporale e che ci ricorda di vedere oltre l'orizzonte delle apparenze di superficie.

Fatta questa premessa, ci tengo a sottolineare che quanto verrà descritto di seguito deriva da una esperienza personale, non si basa su mere teorie o esperienze altrui. Da quando sono diventato un 'ateo della medicina' 30 anni fa, non vado più dal medico (a parte un caso che fu indotto dalla paura più che da una vera necessità) e non ho più avuto problemi di salute aldilà di qualche influenza o disturbi non preoccupanti (e quello che descriverò più avanti come 'malattie di assestamento'). Quando scrivo della coscienza o della mente del corpo, non mi riferisco ad una teoria astratta o ad un'ipotesi, ma ad un fatto personalmente vissuto e ad una percezione ed esperienza che ho imparato negli anni ad analizzare, osservare e capire.

Molti a cui ho cercato di spiegare le cose che troverete descritte qui, hanno però fatto notare che dopotutto si tratta di fatti già noti. Questo in parte è vero. La conoscenza che le cellule abbiano una mente propria non è nuova. Fu nota fin dalla metà del secolo scorso negli ambienti spirituali e dello yoga integrale di Sri Aurobindo e Mère, che non a caso, nelle sue fasi di realizzazione più avanzate, viene infatti chiamato 'yoga cellulare' [Satprem]. Si tratta però di una pratica la cui base è essenzialmente mistica e pertanto non adatta a tutti, e comunque sarebbe accessibile solo per chi ha già raggiunto stadi di realizzazione spirituali avanzati.

Queste cose sono state poi riscoperte molto più recentemente negli ambienti scientifici. P.es., ben noto è il biologo Bruce Lipton, il cui libro 'biologia delle credenze' [Lipton] è diventato un punto di riferimento. Le teorie di Lipton sono sicuramente interessanti, vanno nella stessa direzione che auspichiamo anche qui. Eppure, la ragione che mi ha indotto a scrivere questo documento, si trova nel fatto che le teorie di Lipton sono un trattato di biologia che sono utilissime per l'intelletto accademico, ma non portano abbastanza lontano il malato che cerca delle soluzioni reali e pratiche al suo stato di malessere, ora e adesso.

Si avvicina un po' di più all'approccio presente quello della ancora più nota autrice statunitense Louis Hay, che venne alla ribalta già negli anni ottanta con "Guarisci la tua vita" [Hay]. Si tratta di una tecnica di autoguarigione basata sul pensiero positivo, le affermazioni, e sul lavoro interiore con le nostre emozioni. Approccio importante ed essenziale che, in parte, adottiamo anche qui, ma su un altro livello, ed è questo che fa la differenza. Secondo la Hay poi ad ogni sintomo si assocerebbe una causa specifica (p.es. all'artrite si collegherebbe ad una carenza d'amore, un'attività di critica negativa ed il risentimento). Queste corrispondenze possono essere ma non sempre sono così biunivoche. Di nuovo, i principi di causa ed effetto che hanno origine nella nostra coscienza sono più complesse.

Si potrebbero ritrovare anche molte altre analogie o paralleli con altri metodi di guarigione (oggi più o meno in voga secondo mode e tendenze). Chi scrive tuttavia è convinto di avere prima di tutto messo insieme i meccanismi mentali e cellulari profondi facendone una sintesi ed una raccolta che altrove difficilmente si trova, oppure si trova dispersa in molti documenti che richiederebbero un lungo e faticoso censimento. Seconda cosa, molto più importante, la maggior parte dei testi che descrivono la connessione tra la nostra salute e il nostro stato mentale, sono prevalentemente teorici e non forniscono molto materiale ed istruzioni pratiche sufficienti per mettere in atto un programma di terapia per chi ne ha urgentemente bisogno e soffre. Oppure si fermano a metà strada, non vanno in profondità nella tecnica di autoguarigione come invece sarebbe perfettamente possibile.

Parte I

Preludio alla pratica
dell'autoguarigione consapevole

Il paradosso del progresso della medicina

È innegabile che la medicina ha contribuito ad allungare l'aspettativa della vita media e molte malattie che una erano volta incurabili oggi sono facilmente debellabili. La medicina moderna si avvale dei più sofisticati sistemi tecnologici di diagnosi, prevenzione e cura. Somme enormi vengono impegnate nella ricerca scientifica per trovare soluzioni a mali più o meno antichi e per migliorare la nostra salute. Si spende più in centri di ricerca medica, case farmaceutiche, ospedali, farmacie e campagne di prevenzione che per le spese militari. Fatto in sé positivo, ma che dovrebbe anche fare riflettere. Perché, paradossalmente, malgrado i progressi della medicina e la presenza capillare sul territorio di medici e strutture, negli ultimi decenni si è constatato un notevole aumento dell'incidenza di malattie di ogni sorta in tutto il mondo.

È vero, oggi l'aspettativa di vita media è molto superiore a quella di una volta. Tuttavia, se viviamo più a lungo, non viviamo meglio, neanche sotto il profilo medico. Molte ricerche mettono ben in evidenza che, all'età media superiore, corrisponde una diminuzione dell'età media in cui appaiono le malattie croniche. Ovvero, invecchiamo di più, ma ci ammaliamo prima. E se, da una parte certe malattie una volta mortali oggi sono sparite o sono facilmente curabili, dall'altra ne sono emerse o ri-emerse molte altre che sono risultate essere altrettanto pericolose o si pensava di avere debellato per sempre. I disturbi che una volta erano prevalentemente di ordine fisico, oggi non solo non sono diminuiti in numero ed intensità, ma a queste vi si sono aggiunte anche tante malattie di ordine psichico. Malattie mentali che prima erano rare o addirittura inesistenti sono diventate quasi 'normali' in una società sempre più è di corsa e non conosce sosta.

Il paradosso sta nel fatto che siamo una civiltà che è sempre più avanzata tecnologicamente nelle sue conoscenze scientifiche e mediche, eppure è sempre più ammalata. Oggi si muore meno di cancro proprio grazie a questi progressi, ma è anche vero che il tasso di crescita globale dei tumori è in costante aumento. Così come lo sono il diabete, le malattie cardiache, infettive, tropicali e croniche di ogni tipo.

Come mai? Non è una contradizione? Non ci si dovrebbe aspettare che ad un progresso delle scienze mediche corrisponda una diminuzione, o almeno una stabilizzazione dell'incidenza di disfunzioni e malesseri?

Allora si incolpa l'inquinamento, le industrie, le nostre abitudini sedentarie, la nostra alimentazione sbilanciata, la globalizzazione, il riscaldamento globale, gli insetticidi, la chimica, ecc. Questi fattori industriali ed ambientali sicuramente giocano un ruolo, ma tra tutte queste ipotesi ne manca sempre una: non potrebbe essere che parte del problema sia da ritrovarsi anche nella mentalità con cui noi stessi, nelle nostre teste, concepiamo la nostra vita e non solo la medicina ma il concetto stesso di malattia e salute? Non dovremmo incominciare a sospettare che ci possa essere forse anche un possibile errore d'impostazione di fondo con cui pensiamo e percepiamo il nostro corpo ed i nostri metodi curativi?

Il problema è forse molto più sistemico e culturale che tecnico e farmacologico. È giunto il momento di chiederci finalmente se, aldilà degli aspetti materiali, quali la qualità dell'acqua, dell'aria e dell'ambiente, le sostanze che ingeriamo, l'alimentazione, la necessità di fare più o meno sport, ecc., non ci possa essere qualcosa di fondamentalmente errato anche e soprattutto nella nostra concezione di che cosa sia una malattia ed i fattori che la determinano. Malgrado che tutti i fatti e le statistiche mondiali degli ultimi decenni in tema di malattie e disfunzioni croniche dovrebbe insinuare il dubbio che possa esserci anche un errore di base fondamentale, nel sistema, nel modo con cui ci poniamo verso il nostro corpo e i suoi stati di coscienza, l'idea di ripensare i fondamenti rimane quasi un tabù, o nel migliore dei casi, ai margini di qualche riflessione personale.

Rimane inoltre ancora fortemente radicata la convinzione che per guarire sia non solo necessario l'agente esterno ma anche il guaritore esterno, ovvero il medico o il terapeuta che ci somministra cure e terapie. Per guarire pensiamo di dovere andare da qualcuno che ci guarisca. Per eliminare la malattia siamo convinti di non poterlo fare da soli ma di dovere per forza avere sempre bisogno dell'autorità che ci dice che cosa fare. Non crediamo di potere risolvere il problema da soli. *"Mi metto nelle sue mani dottore, mi dica che cosa devo fare, mi guarisca"*, molti pensano e forse anche dicono al loro medico di fiducia. Vedremo nei prossimi capitoli perché non c'è neppure bisogno di dirlo, basta anche solo pensarlo, che questo automaticamente disattiva i meccanismi di autodifesa del corpo e realizzerà una dipendenza da medici, ospedali, farmaci e che presto si trasforma in schiavitù.

Da cui l'invito a ripensare criticamente le nostre convinzioni, i nostri preconcetti e schemi mentali. L'autoguarigione consapevole può funzionare solo se diventiamo consapevoli anche dei nostri limiti, automatismi e specialmente del nostro sottofondo ideologico assieme agli stari subconsci che ci condizionano. Perché, come vedremo in continuazione, è ciò che crediamo e ciò che pensiamo di essere o non sappiamo di pensare che determina ciò che siamo, anche fisicamente.

Piani e parti dell'essere

Pertanto, proviamo a guardare anche aldilà delle apparenze e svolgere il nostro sguardo ad altre interpretazioni e percezioni della malattia e della sofferenza.

Al contrario della concezione medica classica, le malattie non sono un accidente, errore o imperfezione della natura ma una chiara indicazione che è necessaria una trasformazione e pulizia mentale, emotiva e cellulare. La malattia ha una funzione evolutiva sia fisica che psichica. Uno dei punti centrali che dobbiamo tenere a mente è che ogni sofferenza, disturbo o malattia contengono un senso, uno scopo ed una lezione. Il rifiuto di volere riconoscere la malattia come maestra che ci fornisce anche un'occasione per fare crescere e maturare noi stessi, non farà altro che renderla ancora più lunga e dolorosa. Può invece risparmiarci molta sofferenza, fatica e tribolazione l'aprirci invece all'eventualità che un male non è un accidente crudele e apparentemente casuale che, sempre apparentemente, ci colpisce per mera 'sfortuna' ma un segnale della necessità di guardarci dentro e migliorare noi stessi, non solo a livello fisico ma sopra tutto su quello mentale, emotivo e spirituale.

Un aspetto importante di questo metodo consiste nel tentativo di scandagliare non solo il subconscio, ma anche quel che potremmo chiamare il potere del 'sopraconscio' o 'superconscio'. Consiste anche nell'andare aldilà dell'emotività e considerare che esistono le emozioni e l'intelligenza del Cuore assieme a dei livelli di coscienza e delle dimensioni del nostro essere che la psicologia moderna non considera oppure ha ancora troppo poco preso in considerazione. Il sub- e sopraconscio non sono la stessa cosa, così come non lo sono l'emotività e le emozioni del Cuore. Sono domini e dimensioni completamente diverse ed opposte che dobbiamo imparare a distinguere.

Per illustrare questa realtà con un'analogia grafica si potrebbe strutturare l'essere umano nel modo visualizzato nella figura della pagina seguente. Così come al livello fisico non mettiamo tutto sullo stesso piano gettando nello stesso calderone i piedi, la testa, le braccia ed il tronco assieme agli organi interni come se svolgessero tutte la stessa funzione, così sarebbe altrettanto sbagliato mettere sullo stesso piano le emozioni del corpo emotivo, l'intelligenza e le emozioni del Cuore, il corpo fisico e la coscienza fisica o cellulare, la mente, l'intuizione e il subcosciente.

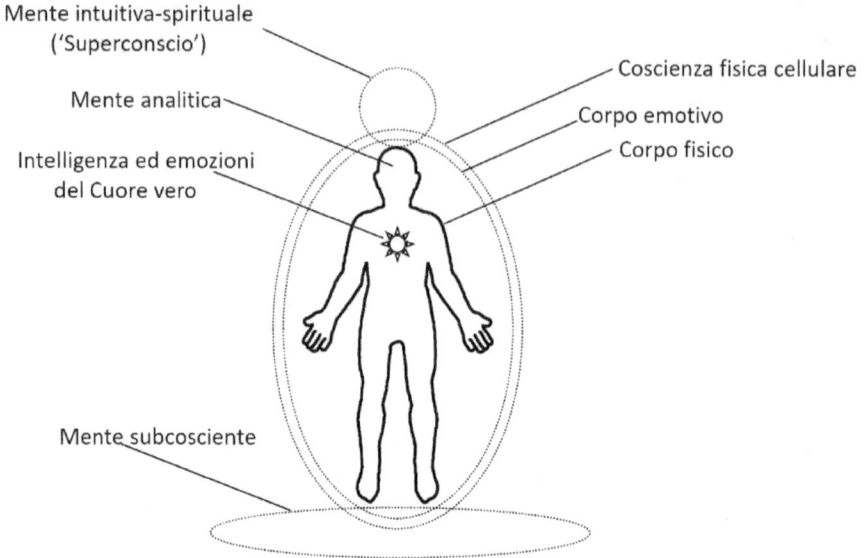

Mente intuitiva-spirituale ('Superconscio')

Mente analitica

Intelligenza ed emozioni del Cuore vero

Coscienza fisica cellulare

Corpo emotivo

Corpo fisico

Mente subcosciente

Dovremmo imparare a distinguere questi piani per funzione, grado e qualità. Un tipico errore che invece spesso si vede fare è quello di confondere la mente cosciente, subcosciente e sopracosciente. Ovvero, si confonde la nostra intuizione da cui sgorgano le più belle ispirazioni e conoscenze, oppure la nostra intelligenza del Cuore, con il subcosciente che è invece sede di una parte del nostro essere che potremo per così dire chiamare 'oscura', 'confusa', non-rigenerata o non-trasformata e da cui provengono spesso anche gli aspetti peggiori dell'essere umano.

Anche il corpo non è solo un pezzo di carne e ossa. Esiste anche una coscienza fisica che va distinta dal corpo fisico e da quello delle emozioni che potremo chiamare semplicemente 'corpo emotivo' che invece è sede delle emozioni vitali ma da non confondere con quelle del Cuore. Anche la paura, l'odio e il risentimento sono emozioni, ma di segno negativo. L'emozione del Cuore invece è sempre di amore, compassione, simpatie ed empatia, apertura e unità verso il prossimo. Non si sta parlando dell'amore umano che pone condizioni, il quale può anche essere viziato da desideri e richieste dell'ego. Le emozioni del Cuore vero si avvicinano di più a quelle che sente una madre per il proprio bambino. Le emozioni del Cuore quindi si basano su un Amore incondizionato e non vanno confuse con quelle del corpo emotivo.

La struttura così delineata è naturalmente uno schema, un'indicazione che non deve essere presa alla lettera. È solo un diagramma che vuole tuttavia porre l'attenzione sul fatto importantissimo che non siamo fatti di un solo pezzo, che chiamiamo 'corpo' e che ha solo una funzione. Ci sono piani e parti dell'essere che dobbiamo distinguere e stare attenti a non mettere sullo stesso piano e livello, come purtroppo si fa molto spesso. Perché è a causa di questa confusione che poi non si comprendono le ragioni di un disturbo o i meccanismi di certe guarigioni che sembrano impossibili da attuarsi ma potrebbero benissimo diventare realtà.

Allo stesso tempo, in un certo senso, vale anche il contrario. Sarebbe un errore vedere tutte queste singole parti come un insieme di organi e livelli di coscienza come aventi funzionalità indipendenti le une dalle altre. Un organismo complesso non può essere descritto come un ente composto da pezzi distinti, come se fosse un giocattolo meccanico fatto da tanti pezzi di Lego. Questi piani e parti del nostro essere sono interconnesse, si influenzano vicendevolmente e sono in qualche modo mutuamente interdipendenti. Si tratta di un sistema composto di molte parti in mutua interazione e che non sono separabili le une dalle altre. Al contrario di quello che si tende a credere, la qualità e l'armonia funzionale di un sistema complesso come l'organismo umano, non dipende solo, e forse neppure così tanto, dalla sola perfezione dei singoli organi. Quello che determina molto di più il nostro stato di salute è l'interazione sinergica di queste parti. E' soprattutto questo scambio muto delle singole componenti tra di loro che determina le qualità di un sistema complesso. Anche la moderna teoria dei sistemi è ormai giunta alla medesima conclusione che il Tutto non può essere pensato come una mera somma delle sue parti.

P.es., la cultura che emerge da una società di individui non può essere compresa solo considerando i singoli individui presi separatamente. La cultura, la storia, le tradizioni di una nazione si possono solo comprendere come il risultato di uno scambio sociale tra tutti gli individui nel tempo. Perfino aspetti fisici elementari come le qualità dell'acqua non si possono spiegare come una somma di due atomi d'idrogeno ed uno d'ossigeno. Le proprietà e qualità dell'acqua emergono solo come il risultato di un'interazione tra i suoi atomi costituenti e l'ambiente. Non si possono spiegare separatamente solo in funzione di H e di O ma solo quanto H_2O considerando anche come questo interagisce con altre molecole. Non è una molecola di ossigeno piuttosto che un'altra che renderà l'acqua più pulita. Non è la perfezione fisica dei singoli individui presi separatamente che renderà quella società e nazione migliore se questi non sono capaci di interagire pacificamente anche al livello sociale, emotivo ed intellettuale con altri individui del resto di una società. La perfezione fisica del singolo come unico fattore qualitativo per determinare il vivere collettivo era un concetto barbarico e militare. Non fu certo questo che determinò la nascita degli ideali e delle conquiste umane migliori.

In astratto si potrebbe dire che non ha senso migliorare il singolo ente senza considerare come è interconnesso ed interagisce con gli altri enti. Purtroppo, però è proprio questo che guida ancora in larga parte la nostra concezione e cultura medica. Si agisce, si cura, si interviene a livello locale, sulle funzioni e lo stato di salute del singolo organo, dimenticando che è altrettanto importante, se non addirittura molto più importante, considerare qual è la sinergia tra i diversi piani e le parti con cui è in mutua interdipendenza. Un cuore in stato di salute precaria può ritrovare un equilibrio se ristabilisce un armonia interattiva non solo con gli altri organi fisici ma con il piano delle emozioni, della mente, del subconscio, ecc. Invece, un cuore in perfetta salute diventerà presto malato se la sua interazione con il resto del sistema è disarmonica o, peggio ancora, si comportasse come se il resto del sistema non esistesse affatto. Le proprietà e qualità del nostro corpo, assieme al suo benessere non solo psicologico ma anche sotto il profilo di un armonia fisica, sono sempre il risultato di una sinergia di tutti i piani e le parti sopra descritte.

Verso una nuova consapevolezza

È quindi solo dopo avere riconosciuto che non siamo solo un corpo con un'anima ma un essere senziente molto più ricco di piani e parti nel suo essere e che contribuiscono in modo estremamente complesso allo stato di benessere dell'insieme, che possiamo volgere lo sguardo verso nuovi orizzonti interiori. Perché è solo in quest'ottica ed accettando di guardare dentro a noi stessi, risolvendo conflitti, paure, delusioni, traumi e questioni psicologiche in sospeso, che possiamo andare oltre al paradigma determinista e materialista. Solo così si riesce ad entrare in contatto con la nostra coscienza fisica, dis-identificandoci dalla mente, dalle false credenze e dalle suggestioni che inconsapevolmente ci condizionano ogni giorno (prima di tutto, proprio dalle figure professionali che invece si suppone debbano aiutarci).

Lo scopo ultimo è quello di riuscire a dirigere la mente cellulare direttamente, con un 'movimento interiore' che è alla base di tutti i cambiamenti fisici e degli stati di salute o malattia. Si possono così rompere argini verso orizzonti più ampi se ci si rende conto che buona parte delle malattie sono ricordi, programmi e memorie cellulari a volte trasmesse anche da madri in figli e forse anche da vite passate.

In realtà si tratta di conoscenze antiche che andrebbero ri-scoperte. Purtroppo manca ancora una presa di coscienza e una volontà di farlo. Sarebbe già utile il solo incominciare dall'abc. Mentre si spendono miliardi per la ricerca sul lato strettamente materialistico-fisico, nulla viene investito per acquisire nuove conoscenze sugli effetti placebo (o nocebo) e soprattutto la loro potenziale applicazione (o eliminazione) ai fini della guarigione fisica.

Questo ha naturalmente una spiegazione molto semplice. Per la medicina ufficiale e le case farmaceutiche da cui questa dipende, non c'è alcun interesse nel perseguire ricerche simili, dato che probabilmente questo porterebbe alla scoperta che esistono metodi di cura per cui la stragrande maggioranza delle nostre malattie sono risolvibili senza fare ricorso ai farmaci, i medici ed agli ospedali. Se p.es. si scoprisse che per curare i tumori si dimostrasse più efficace adottare certi atteggiamenti interiori, mentali e di suggestione psicologica invece che dei pesanti mezzi chemioterapici, questo sarebbe un colpo micidiale per tutta l'industria. Le medicine alternative, non convenzionali o naturopatiche hanno già tentato di più questa via, ma generalmente anche loro non riescono andare molto oltre a qualche generica pratica di affermazioni positive scadendo poi spesso in una eccessiva enfasi sui metodi di cura esteriori (l'uso di erbe medicinali, sostanze naturali, aromaterapie, massaggi, vere o presunte energie pranico-sottili, diete o digiuni miracolosi, e così via). Questo perché anche in loro è ancora profondamente radicata la convinzione di fondo che prima di tutto il corpo sia una macchina che risponde sostanzialmente solo, o quasi solo, a stimoli fisico-energetici. Ci si immagina che un determinato 'input' debba causare un determinato output. La realtà è invece molto più complessa, eppure molto più affascinante e ricca di prospettive. I sei dei sette piani di coscienza ed esistenza che abbiamo elencato nell'introduzione, contemplate all'interno di una concezione che vede l'essere umano come mente, coscienza individuale e del corpo, emozioni, subcosciente e sopra-cosciente rimangono ignorate oppure, nel migliore dei casi, ai margini della discussione terapeutica.

Altri si sono avventurati oltre fondando un movimento del cosiddetto 'pensiero positivo' e della 'legge d'attrazione', secondo cui, più o meno inconsciamente, in ultima analisi siamo noi che creiamo le nostre condizioni di vita e, con i nostri atteggiamenti e pensieri, siamo responsabili delle cose che ci accadono. Si tratta di tecniche che sotto molti aspetti incorporeremo anche in questa sede e che, anzi, amplieremo e di cui spiegheremo anche il perché funzionano e quali siano i meccanismi fisici, sottili ed occulti per cui risultano essere efficaci. Tuttavia, queste tecniche saranno collocate al posto che meritano senza conferirle quell'aura e quel potere che a volte risulta sproporzionato. Inoltre, il largo consenso che ha ricevuto il movimento del pensiero positivo e della legge d'attrazione, curiosamente non ha portato, a parte qualche eccezione ad un'evoluzione del concetto di malattia e guarigione. Alla fine, anche in coloro che le propongono, quando arriva quel che chiamiamo 'malattia', in qualche modo continua a prevalere una mentalità ancora troppo meccanicista.

C'è anche un'altra ragione per cui non si cerca una via nuova che vada oltre allo stretto materialismo o ad una logica determinista: l'atteggiamento del paziente. Quanti di noi, nelle vesti del paziente, rimarrebbero soddisfatti del proprio medico se non ricevessero delle medicine per curarsi? La maggior parte di noi, se siamo affetti da un male e chiediamo al dottore una soluzione, rimarremmo delusi se non ci fornisse una pillola, un farmaco, una sostanza da ingerire. Incominceremmo subito ad avere dei seri dubbi sulla professionalità di chi ci ha in cura, probabilmente preferiremmo che ci consigliasse un intervento chirurgico piuttosto che sentirci dire di cambiare convinzioni, abitudini di vita o atteggiamenti mentali. È pertanto un po' troppo semplicistico individuare solo nel potere delle case farmaceutiche come le sole responsabili dello stato delle cose. È anche, anzi forse sopra tutto, un certo tipo di cultura, quella del paziente, dell'uomo e della donna di strada, di coloro che non hanno alcun interesse economico coinvolto nel potere delle case farmaceutiche e tuttavia non vedono l'alternativa dal continuare a lasciarsi condizionare da esse, con tutti i soprusi annessi e connessi. È quel nostro bisogno quasi ossessivo di un aiuto esterno per guarire che conferisce alle case farmaceutiche i pieni poteri e lascia che si creino caste e figure semi-divine ('luminari' li chiamano). Questa fiducia nasce nuovamente da quel condizionamento materialista secondo cui siamo solo macchine che necessitano di un meccanico. Si tratta di una convinzione che è entrata nel nostro subconscio e si è radicata in ogni cellula del nostro essere per ragioni evolutive e che è forse seconda solo agli istinti della fame, del sesso e della sopravvivenza. Ma è giunto il momento di incominciare a liberarcene, di slegare i lacci dei preconcetti sulla inevitabilità della schiavitù dalla materia, per incominciare ad incamminarci verso orizzonti più luminosi e meno opprimenti e diventare sovrani di noi stessi. Senza il continuo bisogno di medici o autorità (vere o, più spesso, presunte) con mezzi esteriori che ci riparano e salvano.

Qualcuno potrà pensare che la teoria seguente sia un po' troppo semplicistica, troppo bella per essere vera. Ma vi assicuro che a volte le soluzioni ai problemi più difficili, anche quelli fisici, sono quelle più semplici ed in cui nessuno crede (ragione forse per cui anche i più sani, eco-consapevoli e 'spirituali' si ammalano di malattie gravi). So per certo, perché l'ho provato su me stesso e l'ho visto funzionare anche in altri, che esiste un metodo tanto semplice quanto apparentemente assurdo e che può guarire anche da malattie comunemente considerate 'gravi' o 'difficili' da trattare.

La 'terapia', se così si può dire, non si basa solo sugli insegnamenti ben noti delle medicine alternative, olistiche o sui metodi psicosomatici che consigliano un equilibrio interiore, ecc. Non si sta solo parlando del fatto che i nostri stati d'animo influiscono sul nostro sistema immunitario e quindi sullo stato di salute. Certo, anche questo è vero, ne parleremo. Se siamo depressi, subiamo un trauma, ci capita qualche grave dispiacere questo può riflettersi sul nostro organismo. Si tratta di cose ben note. Non è solo su questo che si vuole attirare l'attenzione qui, ma su un altro fatto. Di un fatto nuovo, che si è instaurato nell'atmosfera terrestre da poco tempo. Di una nuova energia che pervade ora il pianeta sui piani sottili e, per esprimere la cosa in modo figurativo, che sta innalzando le 'frequenze' della coscienza planetaria e di conseguenza permette al corpo di acquisire nuove funzioni fisiche e fisiologiche rispetto al passato, in particolare il potere di autoguarirsi con più efficacia. È un processo ancora appena percettibile, che inevitabilmente si scambia per eventi ed effetti 'casuali' o 'fortuiti', ma si tratta di una energia, una vibrazione sottile che è lì e lavora dentro di noi e nei nostri corpi. Chi ha sviluppato dei corpi sensibili a questa vibrazione può p.es. rendersi conto come il proprio corpo necessita di meno cibo per mantenersi sano, oppure non ha più la necessità di seguire regole predefinite per funzionare correttamente oppure ancora sviluppa strane 'malattie' o dei disturbi che col senno del poi si rivelano essere state, non delle disfunzioni, ma delle trasformazioni fortificanti invece che debilitanti.

Stiamo quindi parlando della possibilità di potere influire direttamente sulla coscienza del nostro corpo anche indipendentemente dallo stato d'animo, il nostro umore, lo stato psicologico, sia pur questi ultimi giochino un ruolo. La tecnica qui proposta non è solo emozionale, energetica, o che invoca forze esterne particolari, ma si basa principalmente su una nuova consapevolezza. Si tratta di scoprire un livello di consapevolezza di quello che è sempre stato in noi, con le sue infinite possibilità di guarigione e di benessere, ma che ora è ancora più efficace perché sostenuto da una coscienza-energia planetaria che fino a poco tempo fa non era ancora operativa. Si tratta di lasciare che si sviluppi un processo verso un nuovo equilibrio senza che noi interveniamo in continuazione con i nostri dubbi, le nostre paure, i nostri condizionamenti, le nostre false opinioni su noi stessi, le nostre circonvoluzioni mentali mediche su che cosa sia o meno salutare o su come il processo di guarigione debba avvenire.

Quello che sto per proporre, per quel che ne so, non è mai stato considerato, tanto meno tentato come metodo terapeutico. Esso può tranquillamente complementare ed aggiungersi a qualsiasi altra terapia sia allopatica che olistica e che eventualmente già state praticando. In più non ha alcun effetto collaterale o controindicazioni.

Parte II
Mente, intuizione e spiritualità

La mente: da alleata a nemico

Siamo abituati fin da piccoli nell'analizzare, prevedere (solitamente il peggio), organizzare, calcolare, programmare, ecc. C'è in noi una innata tendenza mentale ed analitica che si è particolarmente acutizzata, quasi cristallizzata negli ultimi secoli, specialmente a partire dalla rivoluzione industriale. Quel mezzo fenomenale che è la mente ci ha fornito, specialmente con l'avvento dell'illuminismo, un potere di comprensione e trasformazione in campo scientifico e tecnologico che probabilmente non ha pari nell'evoluzione della specie. La ragione è uno strumento potente che può individualmente aiutarci a cambiarci in meglio e continuerà a servire lo sviluppo materiale e della conoscenza collettiva anche in futuro. Tuttavia, come tutti gli strumenti e mezzi che ci permettono di fare dei passi in avanti nell'evoluzione della specie, anche la mente ha i suoi limiti e non deve essere considerata come arbitro ultimo di tutte le verità. Come un vascello può servire per passare da una sponda ad un'altra di un fiume per poi essere abbandonato, così esistono situazioni in cui anche la mente e tutta quella personalità raziocinante che così tanto ha dato allo sviluppo della specie dovrà imparare a farsi da parte.

Non si sta suggerendo di spegnere la nostra intelligenza e ritirarci in una cieca e stupida passività. Al contrario, la mente deve continuare a giocare il suo ruolo e condurci, suggerire, discriminare, distinguere ed anche ad agire secondo quel che si usa chiamare il 'buon senso'. Dobbiamo però renderci conto come i metodi puramente razionali che si rifanno ad una logica esclusiva che si basa solo sui fatti empirici e materiali è un mezzo ed un potere claudicante, limitato, che può portarci solo fino ad un certo punto. Poi, non solo non riusciamo ad andare oltre ma lo stesso mezzo che prima era propulsivo ora agisce da ostacolo e da freno della nostro progresso.

Il problema principale della 'mente fisica', cioè quella parte e quell'aspetto della mente che si interessa solo alle cose esteriori ed accetta solo le evidenze materiali, è che essa tende ad esteriorizzare anche la nostra coscienza. Un'eccessiva focalizzazione su questa mente fisica, che nella maggior parte degli esseri umani è attiva durante quasi tutto il tempo dello stato di veglia, dirige la nostra attenzione, coscienza, le nostre percezioni e tutto ciò che costituisce il nostro essere verso l'esterno di sé stesso.

Noi veniamo educati fin da bambini ad esteriorizzarci. Oggi questa tendenza si è anche aggravata nelle scuole in cui si mantiene attivi i bambini con lezioni di lingue, scienze, arti, esercizi intellettuali, esercizi fisici e cosiddette 'attività ricreative' incessantemente. Di rado gli viene concesso di ritirarsi in sé stessi, 'sognare' o semplicemente fare nulla. In realtà, così facendo, gli si arreca un danno psicologico e spirituale notevole. Perché in tal modo li si spinge sempre più all'esterno senza mai concedergli di ritrovarsi non fuori ma dentro sé stessi. Il desiderio della nostra società moderna di volere al più presto imprimere capacità intellettuali sempre più raffinate nei bambini, magari ci doterà di qualche nuovo genio, ma in compenso indurrà tanti nel perdere il contatto con la loro vera essenza interiore e con tutte le conseguenza del caso: depressioni, irrequietezza ed emotività incontrollata e tutta una serie di sintomi che oggi sono ben evidenti. Non solo, ma il paradosso è che una eccessiva enfasi sugli esercizi intellettuali alla lunga finisce per indebolire le capacità analitiche. Sia per gli adulti che per i bambini deve essere concesso un tempo di silenzio e solitudine, idealmente condito con un ritrovato contatto con la Natura.

Oggi, l'adulto medio nemmeno se lo ricorda che cosa vuol dire avere un contatto interiore col proprio vero Sé. A furia di pensare, progettare freneticamente ed essere permanentemente esteriorizzati verso il materiale, abbiamo perso la facoltà di sentire, percepire ed intuire. La mente è abituata ad un'attività perenne che elabora incessantemente informazioni, progetta e prevede. Notate inoltre come le sue previsioni tendono molto più spesso del necessario a preannunciare il peggio poiché, proprio perché ha perso il contatto con una pace interiore, è sempre condizionata da paure, ansie e preoccupazioni. Questo uso sproporzionato della mente è quasi del tutto meccanico e inarrestabile. Il silenzio mentale è diventato una merce rara e quasi impossibile da ritrovare (chi ha provato con la meditazione a calmare la mente, sa di che cosa si sta parlando).

Se ben guardiamo, anche i nostri ragionamenti che ci sembrano essere i più soppesati, logici, razionali e basati sul cosiddetto 'buon senso', sono in larga parte il risultato di riflessi mentali condizionati, abitudinari e meccanici che si poggiano su assunti e concetti già cristallizzati a priori. La traccia fu già solcata molto prima, spesso risale fin a tenera età. Questi 'ragionamenti' ci sembrano ora così ben posti ed argomentati perché sono in effetti superiori all'istinto animale, ma non per questo sono meno reattivi, ripetitivi, meccanici ed ignoranti. In realtà sono frutto prevalentemente di una mente condizionata, non di una libera scelta.

Siamo stati talmente 'razionalizzati' che siamo diventati incapaci di sentire, intuire, elevarci a stati d'ispirazione e contemplazione. Di queste cose ne leggiamo ormai solo nei libri, le vediamo nei film di personalità sagge, di santi o di personaggi con poteri di ogni tipo, ma l'idea che possa avere a che fare con noi stessi, non ci balena nemmeno più in mente.

Perché la stessa mente è sempre attiva, all'incessante ricerca di qualcosa, ha sempre qualcosa che vuole fare, ottenere, capire. Ed a furia di fare e pensare non sappiamo più chi è che veramente fa e pensa. Abbiamo perso noi stessi. La maggior parte dell'umanità nemmeno se ne accorge, non lo sospetta nemmeno. È per questo che è (ancora) facile manipolare le masse coi mezzi d'informazione, coi credo religiosi, con dogmi pseudo-scientifici e credenze e convinzioni che, a livello subconscio, dominano anche in una certa maniera l'establishment scientifico. Non per ultimo quello medico e tutto il mondo mentalizzato che riguarda i nostri concetti di salute e benessere.

Avendo perso il contatto con l'essenza spirituale di noi stessi, tendiamo anche ad essere molto più critici di quel che succede al di fuori di noi, ma non siamo più abituati ad osservarci, capirci, ed al guardarci dentro. E chi non è abituato a guardarsi dentro non potrà nemmeno conoscere sé stesso. E chi non è capace di conoscere sé stesso non potrà nemmeno distinguere tra ciò che è un pensiero suo da quello altrui, una reazione emotiva propria da una indotta, o un impulso controllato e personale da quello che gli viene suggerito dall'esterno. Un mondo in cui tutti pensano incessantemente e tutto è rigorosamente programmato secondo crismi scientifici (non di rado pseudo-scientifici) e dove non si vuole lasciare nulla al caso, è una società che ha perso il contatto con il suo mondo interiore e l'intelligenza intuitiva dello spirito. Cosa di cui invece avremmo urgentemente bisogno. In altre parole è una società facilmente manipolabile. Perché, sia pur avendo indottrinato ed educato i suoi figli ad un rigore raziocinante, ne ha allo stesso tempo soppresso lo spirito e l'energia interiore creativa. Una volta divenuta adulta questa massa è manipolabile a piacere per eseguire complesse operazioni che richiedono acume intellettuale, ma che allo stesso tempo si comporta come tante formiche programmate per servire un formicaio senza tanto chiedersi il perché ed il percome delle cose. Attività che anzi ritiene una perdita di tempo e che comunque ha dimenticato come fare.

Il punto è che i metodi e gli approcci alle problematiche della vita che una volta funzionavano molto bene, oggi funzioneranno sempre meno. L'affrontare i problemi che incontriamo lungo il percorso con mezzi puramente analitici, razionali e materiali si riveleranno sempre più inefficaci. Curare le malattie partendo dal punto di vista esclusivamente materialista e farmacologico poteva avere un senso: ha permesso alla specie umana di affinare le proprie capacità intellettive e tecnologiche ed è stata utile per porre una base, un punto di partenza con cui trattare il corpo. Il metodo invece usato dalla maggior parte delle medicine naturali è solo apparentemente diverso. Si occupano ancora troppo della nostra esteriorità e rimangono fedeli a dei principi di causa ed effetto che rispecchia una logica razionalista (se subentra una causa A ne segue un male B, se hai la tal malattia curala con la tal sostanza naturale o bevi il tal altro intruglio con dosaggio prescritto, se appare il sintomo X questo è dovuto al trauma emotivo Y, ecc.). La motivazione di guardarci dentro da soli per comprendere autonomamente la causa che produce l'effetto sorge solo di rado. Semplicemente perché abbiamo disimparato a farlo.

L'affrontare la vita con ragionamenti, metodi e leggi strettamente deterministe che riflettono il potere della mente fisica razionale non si riflette solo in campo medico. È anzi il problema che l'umanità in questa sua fase evolutiva deve affrontare in tutti i settori. Lo si vede, e lo vedremo sempre di più, nel funzionamento dei vecchi metodi. L'economia, la scuola, l'educazione e la società in generale si lasceranno controllare e tantomeno comprendere sempre meno in termini meramente economici tramite una teoria che cerca di sistemarle all'interno di un quadro di processi meccanici dove ad una causa precisa segue un effetto unico e prevedibile. È un antico sogno ed un'illusione quello di potere spiegare tutto tramite la mente organizzatrice che descrive la realtà tutta in termini di un gigantesco ingranaggio calcolabile e misurabile. Un sogno del tutto naturale per una mente che ha perso il contatto con la sua sorgente e che perciò non vede altro che sé stessa e la materia nell'universo come ultima causa efficiente di tutto. Eppure è un'illusione dato che lo stesso universo è qualcosa che segue regole che vanno aldilà del determinismo che tanto piace a quella mente- La materia è fatta di una sostanza che è qualcosa di ben più profondo e anche di molto più cosciente della materia inerte che l'intelletto riesce ad immaginare.

Tanti scienziati ritengono ancora che tutti i problemi dell'umanità potranno essere risolti solo con la stessa scienza e tecnologia che li ha creati, invocando la supremazia del raziocinio e della logica umana. Quel che chiamano il 'libero pensiero', ma che tutto è eccetto che libero. Non si rendono conto che il pensiero non può mai essere veramente libero perché sarà sempre condizionato ed influenzato a livello subconscio da credenze e costrutti a priori. Si appellano all'illuminismo ed alla teoria dell'evoluzione di Darwin senza rendersi conto come la pretesa secondo cui l'intelletto ed il pensiero scientifico siano la chiave ed il mezzo ultimo per la ricerca della verità, è esso stesso un pensiero ed una convinzione profondamente antropocentrica ed anti-darwinista.

Non tutti la pensano così, anzi ce ne sono sempre più che stanno cambiando idea. Per fortuna la scienza si sta aprendo a domini che prima non solo ignorava ma anche rifiutava. Tuttavia, per ora questo rimane il paradigma ancora dominante.

Dobbiamo comprendere che la mente appartiene ad uno dei tanti stadi evolutivi delle capacità cognitive della specie, non l'ultimo gradino dell'evoluzione. Si può andare anche oltre la mente se non ci si chiude a riccio nella convinzione che essa sia l'unica sorgente di verità. La mente non può essere la soluzione definitiva, perché per sua natura è una coscienza che lavora solo in base a ciò che è stata programmata. Non diamole un potere che non ha. Essa è in larga parte condizionata perlopiù da energie abitudinarie e impersonali che fluttuano nella coscienza collettiva. Il suo grado di autonomia è molto limitato se non accetta che esista qualcosa che la sorpassa e che aspetta solo di essere scoperto.

Intuizione e intelligenza del Cuore: verso il cambio di autorità

Eppure, una volta ristabilito quello contatto interiore con qualcosa che sta dentro a noi stessi, tutto ciò si rivela senza dubbi ed ombre alcune, come un fatto oggettivo intrinseco. Non siamo solo un aggregato di carne ed ossa, la realtà che osserviamo con i nostri sensi superficiali è essa stessa solo una buccia sottile e superficiale di un universo molto più vasto, mentre il mondo e la vita, e quindi anche il nostro corpo, non seguono leggi puramente meccaniche. Questo diventa un fatto indubitabile che non ha nemmeno bisogno di spiegazioni perché si presenta come realtà auto-evidente delle cose alla nostra mente, se impara ad andare oltre a se stessa ed a svolgere la funzione che le compete senza invadere domini che non può comprendere.

Spesso si parla di una 'intelligenza emotiva'. Qui si preferisce parlare di un'intelligenza intuitiva e dell'intelligenza del Cuore o dell'intelligenza dello Spirito. Anche l'intelligenza del Cuore si basa sulle emozioni, ma solo quelle di un certo tipo particolare e la cui profondità e divinità vanno oltre alle emozioni umane ordinarie. L'emozione del Cuore a cui si accenna qui è quella pura, quella dell'Amore incondizionato e di un'emozione che tende sempre ad unire, mai separare e creare dualità. Infatti esistono anche emozioni negative quali l'odio, la rabbia e il risentimento. Anche certe emozioni che riteniamo essere più nobili, come l'amore verso un partner o quello che spinge certi al filantropismo spesso sono travestimenti e maschere che hanno più o meno consapevolmente fini non di rado egocentrici. L'intelligenza dello Spirito non separa mai tra il 'me', 'io' e gli altri. Tende sempre alla compassione e favorisce sempre l'unione armonica.

L'aspetto importante che dobbiamo imparare a riconoscere è questo: bisogna sapere distinguere e discernere tra una pseudo-intuizione che viene da un'emozione di desiderio o dell'ego, da quell'intuizione vera del Cuore vero che 'vede' e sa per certo per un impulso che sgorga dal profondo in forme di amore e compassione universali o dalle sfere dell'intuizione più spirituali che può basarsi su una visione di Unità anche senza che ci siano emozione alcune. Ragione per cui si preferisce usare con cautela il concetto di 'intelligenza emotiva'. L'emotività umana, con tutte le sue caratteristiche egocentriche, può significare qualcosa di molto diverso da quello che s'intende qui per 'intelligenza intuitiva'.

Quello che allora dobbiamo finalmente prendere in considerazione, specialmente se la nostra vita è invasa da sofferenza e malattia, è l'ipotesi se non sia forse il caso di incominciare a fidarci della nostra intuizione. Di quella 'vocina interiore' che proviene da una mente più intuitiva o dal Cuore e che così spesso aveva ragione contraddicendo il cosiddetto 'buon senso'. Una 'vocina' che sa di più di quella ragione di una mente analitica che tutto organizza, conosce e sembra spiegare ma rimane limitata nel suo raggio d'azione. Oppure peggio, che se ci guardassimo dentro, scopriremmo essere un condizionamento, una suggestione, un'idea che abbiamo accettato acriticamente per educazione ricevuta o per un riflesso istintuale.

Bisogna infatti fare attenzione che ci sono due 'voci' e che dobbiamo sapere discernere. Una voce mentale, spesso ostinata e ripetitiva che fa leva sulle nostre paure, ed una vocina interiore più dolce e che non ci convince mai con la paura. Tipico esempio è quella voce ostinata che ci suggerisce *"se lo dice il medico vorrà dire che è vero"* oppure *"se lo dicono tutti vuol dire che una ragione ci sarà"*, ecc. Di nuovo, andando in cerca di una soluzione o una verità, guardiamo al di fuori di noi. La vocina interiore ci dice invece *"non ti fare condizionare dal branco – fai questa e non quest'altra cosa"*. E' una voce che non urla, non grida, non si dimena per imporsi, ragione per la quale ci sembra risuonare lontana. La ignoriamo per abitudine, perché siamo abituati ad urlare le nostre idee ed opinioni. Ci sembra una vocina impossibile anche perché la mente analitica è molto abile nel contrapporre paure, apprensioni, possibili rischi che ci fanno immaginare ogni sorta di incidenti e che finisce per farci desistere dal dare ascolto ad un mente più saggia che vede oltre al velo delle apparenza di superficie. Una paura che si rifà ad una suggestione mentale che ci convince che se non la seguiremo saremo destinati a perderci senza possibilità di ritorno.

Eppure, a tutti è capitato prima o poi, non solo di sentire questa voce interiore ma anche di constatare, col senno del poi, come sarebbe stato molto meglio seguire il suo consiglio anziché quello della nostra testa. Purtroppo, per la maggior parte di noi, non è facile. Perché le nostre capacità intuitive e/o il nostro contatto con il Cuore non è che non esistano o siano sparite, ma ci furono soppresse fin da piccoli. Prima dall'ambiente famigliare, poi dal sistema scolastico ed infine da un ambiente di lavoro stressante che non permette di ristabilire un contatto con il nostro vero essere.

Ma non c'è altra soluzione. Se non vogliamo rimanere schiavi di datori di lavoro, dei sistemi educativi che spesso invece di educare diseducano o dell'ambiente famigliare, dobbiamo fermarci, calmarci ed invertire la marcia. Se siamo ammalati e non vogliamo rimanere in balia di cure che costantemente si rivolgono al nostro corpo ma che ignorano ed anzi spesso negano la nostra anima, dobbiamo ritornare a sentire, percepire noi stessi, silenziare la mente e riconquistare le facoltà intuitive che in fondo sono del tutto naturali ma che ci furono messe in quarantena senza che ce ne accorgessimo direttamente.

Lo sviluppo delle facoltà intuitive dovrebbe diventare una priorità per la nostra società, a cominciare da una riflessione sul nostro stile di vita e sul come favorirla fin da tenera età. Ma questo non sarà possibile farlo se prima di tutto non incominciamo da noi stessi.

Questo significa che dovremo accettare che le soluzioni di cui andiamo in cerca non le troveremo delegando il problema ad altri (medici, guaritori, luminari, professori, ecc.) ma che ci decidiamo in modo netto e risoluto ad assumerci le nostre responsabilità e di ritornare sovrani di noi stessi. Una coscienza bambina ha bisogno di guide esterne, di autorità (eventualmente 'dell'uomo forte che riporti l'ordine') che gli dicano a quali verità debba credere e che gli risolva i problemi che non sa (o non vuole) risolversi da sola. Guardare agli altri per sapere qual è il proprio bene ci ha portato ad un mondo in cui il branco segue le istruzioni di una piccola minoranza dominante senza metterle in discussione. Pochi leader, guru e potenti dominano il mondo con tutte le conseguenze del caso. Non appena queste autorità deludono le aspettative, il branco si sentirà tradito. Questo, invece di prendersi le responsabilità della propria vita, andrà nuovamente in cerca di altri idoli a cui delegare il proprio destino, ripetendo così l'errore all'infinito.

Una coscienza matura invece, può avere ancora bisogno di consigli e di aiuti, anche di personalità come punto di riferimento, ma non dovrebbe avere più bisogno di una fede cieca e nemmeno di autorità che gli dicano in cosa credere, quale sia la verità e che cosa sia bene o male. Raggiunta una certa maturità non si dovrebbe nemmeno avere bisogno di mezzi esteriori per guarire. È il potere e l'energia interiore che dovrà farlo. Anche l'uso di farmaci, erbe medicinali o energie sottili sono mezzi esteriori a cui si vorrebbe delegare un potere che non può eguagliare quello del nostro essere interiore ed intuitivo. Molti sono già pronti per scoprire in sé stessi verità e facoltà interiori e non avrebbero bisogno di stampelle esteriori e maestri che gli dicono che cosa fare, come farlo e quando farlo.

Eppure, sono ancora in molti, troppi, che resistono nel volere dare retta alla propria autorità interiore. Pongono dei freni nell'ascoltare la propria intuizione o la voce del Cuore ed a quella visione interiore solo perché non credono essi stessi di essere all'altezza di poterlo fare o le scambiano per un miraggio. Siamo stati talmente abituati fin da bambini, specialmente a partire dalle scuole elementari, nel dovere essere guidati da insegnanti e professori, tanto che molti non si rendono ancora completamente conto di essere sufficientemente evoluti e capaci per poterne fare a meno, o peggio, non si ritengono degni di potere andare oltre all'umano convenzionale. Troppi sono ancora vittime del loro stesso rifiuto che nega l'ascolto di quella piccola 'vocina' interiore dell'intelligenza intuitiva. Non si ritengono degni, non vogliono, credono di non potere, quasi fosse un atto sacrilego. Ovviamente, anche questa è una suggestione, una programmazione di quella matrice che ci tiene in pugno e ci fa fare quel che le più aggrada come se fossimo delle marionette.

Facciamo un esempio concreto. Ogni giorno veniamo bombardati da notizie che riferiscono di scoperte rivoluzionarie contro la lotta ai tumori, la SLA, il diabete, l'Alzheimer, ecc. e poi non se ne sente più parlare. Questo basta per infondere speranze ingiustificate che spingono la gente nell'aspettare l'arrivo di una presunta cura miracolosa che gli risolva tutti i problemi. Così non fanno altro che girare sempre nello stesso girotondo ed obbedire a coloro che hanno tutti gli interessi di mettere in giro queste notizie. Quando l'effetto tende a diminuire nel tempo, ecco che si rimette in circolazione qualche altra notizia mirabolante di un farmaco o una terapia che avrebbe dimostrato la possibilità di una guarigione miracolosa sui topi. Peccato solo che, nella maggioranza dei casi, la sperimentazione animale non viene confermata dalla sperimentazione sugli umani e pertanto la notizia sensazionale viene presto archiviata e dimenticata. Continuerà ad essere così fino a quando continueremo ad esigere che sia l'autorità esterna ed i mezzi esteriori a risolvere i problemi per noi, anziché provare a guardare dentro di noi ed affrontarli di persona. Diventiamo coscienti di questo trucchetto che va avanti ormai da generazioni e decidiamo di prendere in mano la cosa di persona, senza aspettare rivoluzioni scientifiche che potrebbero non arrivare nell'arco della nostra vita.

L'autorità non va abolita ma sostituita. Si tratta di effettuare un cambio o 'trasferimento di autorità'. Le autorità esteriori collettive quali i dottori, professori, leader politici, dittatori, boss o guru, vanno sostituite da un'autorità interiore personale. Il nostro attaccamento a sistemi politici, medici, scolastici, di leggi, religioni e di credenze implementati da leader o gruppi di potere che non sono quasi mai risvegliati e nella migliore delle ipotesi sono solo il riflesso di un livello medio della coscienza delle masse, vanno bene solo per chi non riesce o non vuole andare oltre il livello di coscienza di una collettività ancora in larga parte subcosciente. Diamo un chance alla nostra voce interiore! Per chi vuol guardare anche solo un po' oltre, questi sistemi basati su credenze ed una obbedienza che non pone troppe domande, rappresentano stagnazione e sofferenza. Si tratta pertanto d'imparare a non credere più a qualcosa solo perché l'ha detto un 'esperto', fosse anche il premio Nobel o il più grande genio di tutti i tempi. Bisogna usare l'intuizione con discernimento ed ascoltare la propria voce interiore del Cuore nel valutare le 'verità' che ci presentano i dottori, la scienza medica e che vengono in larga parte propagandate col potere dei mezzi d'informazione.

Tuttavia, l'intuizione e la voce interiore non la ritroveremo se non saremo in grado di 'staccare la spina' ed avere il coraggio di volgere lo sguardo verso orizzonti più ampi. Dobbiamo ascoltare in silenzio quella voce, quella Guida interiore che nella sua saggezza sa meglio ma parla e pensa meno.

Una delle prime cose da fare è quella di distaccarci da tutto ciò che tiene occupata la nostra mente esteriorizzandoci in modo permanente, magari anche con suggestioni negative. Il pc, internet, Facebook, lo smartphone e sopra tutto la TV! Dovremmo imparare a non farci bombardare in continuazione specialmente dalle notizie negative, dalle catastrofi, guerre o da tutto quello che la TV con i telegiornali ed i media come i giornali ci rifilano come interpretazione e visione del mondo. Spegnere il flusso di notizie negative ed invece farsi una bella camminata in un bosco o anche semplicemente all'aperto senza pensare, ruminare, prevedere ed organizzare è il primo passo verso lo sviluppo dell'intuizione ed un contatto con l'intelligenza emotiva del Cuore. Guardarsi qualche bel film che induce ispirazione o anche un bel sognare, va bene. Ma oggi i nostri schermi TV sono popolati da film horror, violenza e pettegolezzi di bassa lega. Essi infatti documentano e si focalizzano quasi esclusivamente sul lato peggiore dell'essere umano. Sono un mezzo di propaganda che, più o meno indirettamente, promuove quella concezione di un essere umano che è destinato a rimanere sempre uguale a sé stesso ed incapace di migliorarsi ed evolvere. Basta vedere come viene rappresentata l'umanità del futuro nella maggior parte dei film di fantascienza: la stessa di oggi e ieri solo con molta più tecnologia. La maggior parte dei voli di fantasia che ci propongono i media sono incapaci di vedere il mondo aldilà dei concetti dominanti già obsoleti per il presente. I cosiddetti 'opinion makers' che prescrivono ricette per i problemi delle masse in fondo ripropongono solo sempre le stesse soluzioni sotto mutate vesti e si mostrano refrattari ad un vero cambiamento verso concezioni più elevate e spirituali. Tutto è codificato in uno schema economico, materiale e di equilibri di potere. Non si riesce ad intravedere soluzioni in termini diversi se non per estrapolazione da ciò che è già noto.

Non è un caso che i media sono fatti così. La maggior parte dell'umanità è ancora legata ad un processo evolutivo che necessità di shock, sofferenza, negatività, traumi, conflitti eventualmente guerre per procedere faticosamente di passo in passo lungo il cammino. I mezzi d'informazione e d'intrattenimento giocano volutamente con le nostre paure. Perché sanno che è prima di tutto la paura che ci tiene schiavi del sistema e legati a vecchi paradigmi. Ma chi vuole guardare oltre e comprende che anche un'altra realtà è possibile, deve rendersi conto che non può sviluppare un contatto interiore se dà spazio a queste energie che non solo sono negative ma lo tengono esteriorizzato in continuazione.

Eppure dobbiamo rimanere informati ed in contatto col mondo. Non sarebbe nemmeno saggio ritirarsi in una caverna a meditare sulla punta dell'Himalaya. Tuttavia, sia pur mantenendo un contatto col mondo e le persone che ci circondano, dovremmo imparare ad essere nel mondo ma non del mondo. Specialmente quello che è dominato dalla paura, dai condizionamenti che ci inculcano i media e quelli provenienti dalla famiglia, dai parenti, dalla scuola, dai dottori, ecc. Il mondo è fatto di cose negative ma anche positive. Focalizzarsi solo sulle prime non è né salutare né intelligente.

Pertanto, non deleghiamo agli altri o quello che ci possono fornire molto meglio i nostri poteri innati. È ora di incominciare ad imparare nel fidarci di quella intuizione, nell'ascoltare quella vocina interiore connessa col Cuore che ci sussurra qualcosa alla mente. La mente infatti è solo un ricettacolo ma non l'origine di quella saggezza ed intuizione. Fidarsi dell'intuizione e dei messaggi che ci manda il Cuore, prima che si commetta l'errore di razionalizzare tutto come la mente vorrebbe che facessimo, è una delle chiavi per uscire dalla schiavitù di concezioni materialiste e puramente meccaniche.

Ampliare gli orizzonti col discernimento

Il prossimo passo nell'evoluzione della coscienza consiste nel dimenticare quello che ci è stato insegnato fin da bambini, ovvero certe regole, costumi, abitudini e precetti morali e quel che si chiamano 'valori' (senza che nessuno ci spieghi mai quali siano e perché abbiano un 'valore'). Ma ancora più importante è divenire coscienti dei pensieri ripetitivi ed automatici che ci sono stati inculcati dalla scuola, la famiglia, la chiesa, il governo, i media e non per ultimi i dottori assieme alle case farmaceutiche che manipolano la nostra mente a loro vantaggio. Ci inducono a credere costantemente in progressi più presunti che reali e che starebbero per cambiare il mondo. Naturalmente ci sono stati progressi, ma sono nella maggior parte molto minori di quello che si vuole ammettere. Ciò non significa che non dobbiamo più credere a nessuno o immaginare complotti planetari (chi scrive non crede nelle teorie complottiste), ma che prima di accettare acriticamente certe informazioni con cui ci bombardano incessantemente, anche se provengono dall'alto delle massime autorità, è bene praticare l'antica arte del pensiero critico, quello latino del 'cum grano salis'.

Questo pensiero critico cede il passo perché nella nostra società mentalizzata ci troviamo troppo spesso a ragionare in bianco o nero, giusto o sbagliato, e nel credere che esista una e solo una verità possibile. Spesso poi ci convinciamo che la verità, o ciò che è giusto o sbagliato, debba essere uguale per tutti indistintamente. La medicina cerca di trovare cure e terapie che vadano bene per tutti (malgrado tutte le promesse, la cosiddetta 'medicina personalizzata' rimane ancora una lontana chimera). La scuola è un'istituzione che cerca di imporre il metodo pedagogico e didattico che funzioni per tutti i bambini e giovani. I nostri concetti di collettività rimangono fortemente improntati su un'ideale che immagina tutti fare la stessa cosa allo stesso tempo e nello stesso modo. È un falso concetto di unità sociale basata sull'uniformità, quando invece dovremmo diventare un'Unità nelle Diversità. E' molto diverso.

Questo istinto del volere prima distinguere tutto ma poi volere uniformare quel 'tutto' in un'unica e rigida visione che non lascia spazio ad altre possibilità è un tratto caratteristico della mente. Essa prima particolarizza, seziona, poi vorrebbe generalizzare e appiattire tutto in una sola chiave di lettura. Caratteristico della mente è anche il fatto che ha una forte tendenza nel classificare idee, giudizi, conoscenze ed i cosiddetti 'fatti' in vero o falso, giusto o sbagliato, senza ammettere la possibilità che possano esistere molte verità e zone di grigio che non sono mutuamente esclusive ma complementari. La mente, per sua natura, troppo spesso vede contraddizioni inconciliabili lì dove esistono possibilità distinte ma egualmente vere. La mente sa discernere, ma raramente conciliare. La mente distingue fatti, realtà, dati, percezioni, ma in ultima analisi è l'intuizione ed il Cuore vero che sanno conciliare ciò che per la mente è inconciliabile.

Il non essere coscienti di questi meccanismi è la causa di molte forzature ed analisi sbagliate delle nostre scienze che hanno la pretesa di comprendere e 'riparare' le parti del nostro organismo o della nostra psiche. Troppo spesso senza successo perché si ostinano a vedere ed agire solo su un aspetto a detrimento di tutto il resto delle altre sfaccettature del nostro essere. Se vogliamo veramente comprendere noi stessi ed il nostro corpo, dovremo imparare ad usare sia la mente che l'intuizione e specialmente servirci moltissimo del discernimento. Perché solo col discernimento possiamo distinguere tra apparenti verità che, se accettate senza distinzioni, ci confondono, e verità multiple non esclusive che invece tendiamo a scartare perché crediamo contraddittorie.

Per chiarire di che cosa si sta parlando vorrei servirmi dell'analogia delle tipiche figure della Gestalt. Probabilmente tutti abbiamo prima o poi visto la seguente figura.

È la tipica figura della Gestalt che può essere vista sia come due volti umani che si guardano, sia come la rappresentazione di un vaso (o una coppa). Che cosa è vero? La figura rappresenta due volti o un vaso? Quale delle due possibilità è quella giusta? Naturalmente nessuno ritiene simili domande granché sensate. Quello che noi vediamo è semplicemente una figura su un pezzo di carta, un insieme di chiazze nere su un sottofondo bianco (o chiazze bianche su un sottofondo nero?) e 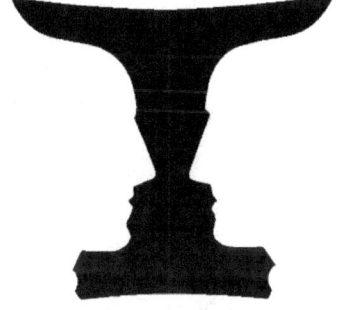 nessuno si pone la domanda quale interpretazione sia 'vera' o 'falsa', semplicemente perché siamo coscienti che l'alternanza tra l'una e l'altra possibilità è una interpretazione della nostra mente ed un meccanismo del nostro cervello, non una contraddizione tra verità inconciliabili. È la nostra mente che alterna tra l'una e l'altra interpretazione (per alcuni anche più volte in pochi secondi) ma non è capace di vedere tutte e due le cose allo stesso tempo. È la mente che insiste nel volere accettare o l'una o l'altra come 'verità' ma rifiuta di accettare che entrambe possano essere vere contemporaneamente. Vede contradizione lì dove in realtà c'è solo complementarità ma non esclusione e separazione. Perché è nella sua natura, essa è uno strumento di separazione, dualità e divisione, non è il suo compito naturale unire. Questo lo facciamo (inconsciamente) su un altro livello cognitivo. Sarebbe quindi assurdo volere pretendere che solo una visione della figura sia quella giusta e l'altra da scartare perché contradditoria. Eppure, nella nostra vita quotidiana, nel giudicare gli altri e nella pratica delle scienze esclusivamente materialiste che hanno la pretesa di comprendere e curare il nostro corpo e la nostra psiche a partire da una sola realtà, questo è proprio quello che facciamo inconsapevolmente in continuazione.

Un altro esempio di come la mente si perde e sbaglia nel valutare quando è chiamata a dare un significato globale e generalizzato delle cose a partire da informazioni distinte lo si può rappresentare con un'altra analogia grafica come con la figura della pagina seguente.

Ad una prima osservazione potremmo non vedere nulla se non un insieme di chiazze disordinate su un sottofondo bianco. La nostra mente tende a vederci solo disordine, caos o semplicemente casualità. La figura non sembrerebbe rappresentare nulla, non avere alcun significato, non c'è alcun fine di convogliare informazione. Ma basta osservare per alcuni secondi (alcuni vedono l'immagine subito, altri ci mettono di più) che si scorge la presenza della sagoma di un cane dalmata.

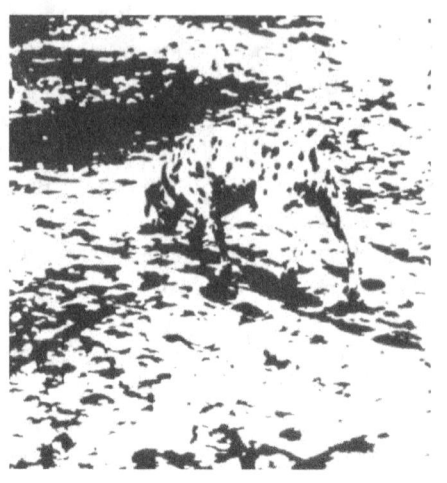

Questo vuole essere un esempio in forma di analogia grafica del come la nostra mente ha bisogno di legare le informazioni in un insieme più ampio e globale prima di scorgerne un significato. I singoli punti e le chiazze nere della figura, se considerate separatamente, non ci possono dire nulla. È solo quando leghiamo il tutto in una visione d'insieme che (improvvisamente, quasi per 'magia') appare un tutto coerente e significativo che prima non solo non era visibile, ma anzi appariva solo essere casuale, un insieme di 'coincidenze' senza ordine e fine.

Questi volevano essere solo degli esempi, delle semplici analogie grafiche, per chiarire che se vogliamo trovare un significato ed una logica nella nostra vita, p.es. a partire dalle malattie, da quello che chiamiamo 'incidenti', dalle sofferenze che ci sembrano essere capitate per 'coincidenza', quasi come se il destino volesse bastonarci ingiustamente, dobbiamo imparare ad ampliare i nostri orizzonti mentali coll'intuizione, il discernimento e la capacità di 'connettere i puntini'. Spesso non riusciamo a vedere nient'altro che puntini quando basterebbe collegarli per comprendere lo schema d'insieme delle cause ed effetti come qualcosa di auto-evidente. Pensiamo che un cosiddetto 'incidente' è una fatalità, un fatto casuale e che non possa avare un significato, un fine ed una funzione. Ci sembrano due concetti ed aspetti mutuamente esclusivi, proprio come non riusciamo e forse nemmeno vogliamo accettare di vedere sia il vaso ed i due volti come gli aspetti complementari della stessa realtà.

Eppure, è così che potremo scorgere un senso lì dove prima ci sembrava solo regnare il caos e dove poc'anzi sembravano avvenire solo concomitanze apparentemente del tutto fortuite. Dobbiamo imparare a riconoscere i falsi concetti di causa ed effetto. Troppe volte pensiamo di avere trovato la causa di qualcosa quando si trattava di un fraintendimento, un'illusione. Spesso colleghiamo una causa con un effetto e non ci rendiamo conto che si trattava di una nostra montatura mentale che a tutti i costi vuole vedere qualcosa che non c'è solo perché si restringe ad una visione limitata e superficiale.

P.es., quando ci buschiamo un'influenza immediatamente ci poniamo la domanda se la causa fisica potesse essere stata quella di un virus, oppure il freddo, la finestra aperta, la corrente d'aria, l'aria condizionata, o ancora il cibo, ecc. Vediamo solo un punto di vista, quello materialista, quello della medicina (prevalentemente lo stesso della maggior parte delle medicine alternative). Usando di nuovo l'analogia della figura della Gestalt, ci si ostina a vedere solo il vaso. Pochi si chiedono se quell'influenza non potesse avere anche cause più profonde che potrebbero avere a che fare con il nostro stato interiore, ovvero se esistono anche i due volti. In genere ci si ostina a dire che è un fatto ben noto che l'influenza è causata da virus o altri agenti patogeni e per cui non esiste più la necessità di ricercare altre interpretazioni. Ma è qui che deve intervenire il discernimento. L'azione di un virus non esclude le cause di natura più spirituale. Infatti, perché certe persone che sono soggette allo stesso ambiente ed alle stesse cause fisiche esteriori non si ammalano lì dove ad altri invece basta un banale colpo di freddo? Le due interpretazioni, quella materialista e quella spirituale sono mutuamente esclusive? Per la mente fisica razionale sì (incomincerebbe subito a parlare della diversa efficienza del sistema immunitario di ciascuno di noi ed il ruolo del 'caso'). Ma se guardiamo bene vediamo che non si tratta di interpretazioni che si escludono. Possiamo benissimo vedere che è perfettamente possibile che sia il nostro stato interiore a decidere se deve aprire le porte a quel virus, oppure no. Non c'è ragione di pensare che, se assumo il corretto atteggiamento mentale e psicologico, malgrado la presenza di tutti i fattori esterni che congiurano contro (i virus, il freddo, il cibo avariato, ecc.), è possibile rimanere sani malgrado tutto. La visione per cui si vede sia il vaso che i due volti è non solo possibile ma è anche quella di più ampie vedute.

Più ampie vedute significa l'aprirsi ad altre possibilità ed altre spiegazioni dei fatti, per quanto concreti questi fatti possano essere, e guardare con cautela agli apparenti nessi tra causa ed effetto, anche se in prima istanza sembrano essere ovvi. In generale dobbiamo imparare a discriminare, discernere, pensarci bene su due e più volte quale sia il vero nesso tra causa ed effetto. Troppo spesso saltiamo a conclusioni semplicistiche in modo reattivo e non riflessivo, anche se corroborate da dati scientifici e fatti inoppugnabili.

Un esempio potrebbe essere quello di una famiglia in cui sia i genitori che i figli in brevissimo tempo presentano gli stessi sintomi e disturbi ed improvvisamente si trovano tutti a letto con la febbre. A che cosa si pensa solitamente? In modo reattivo e non riflessivo alcuni ne potrebbero facilmente trarre la conclusione che si tratta di una malattia infettiva, ovvero di un virus che si è trasmesso dall'uno all'altra componente della famiglia che condivide lo stesso ambiente casalingo. Come si potrebbe spiegare altrimenti il sorgere di un focolaio così localizzato quando tutti gli altri che non abitano nello stesso ambiente famigliare non presentano alcun sintomo analogo? Ma se ci pensiamo attentamente è facile comprendere che una correlazione non necessariamente ci dice qualcosa sulla causa: potrebbe benissimo trattarsi anche di un'intossicazione alimentare, dato che la famiglia si alimenta dalla stessa tavola con gli stessi cibi, e che dunque non ha nulla a che fare con una malattia infettiva. Se rimaniamo aperti a tutte le possibili alternative, improvvisamente, ciò che prima sembrava essere una ovvia connessione tra causa ed effetto, diventa molto meno certa. Rimanere aperti al dubbio non è indecisione e mancanza di chiarezza d'idee. Al contrario è l'ingrediente necessario per conoscere la verità.

Tuttavia, con quest'ultimo esempio si è alternato tra due possibili cause strettamente materiali. Faccio allora un altro esempio concreto e personale perché mette meglio in evidenza la possibile relazione tra nessi di causa ed effetto materiali con quelli più psichici. Mi è capitato di dovere andare ad una lunga serie di congressi per motivi di lavoro. Era inverno, nevicava ed io mi ero portato appresso indumenti poco adatti, per cui soffrivo abbastanza il freddo. Nella sala congressi dozzine di persone erano stipate in un ambiente poco areato. A causa degli sbalzi di temperatura tra l'interno e l'esterno e l'ambiente molto favorevole alla trasmissione di virus influenzali tutto congiurava perché si presentasse qualche malore. E infatti un paio di giorni dopo mi sveglio con tutti i sintomi, quali un leggero stato febbrile, il classico ronzare nella testa ed un forte raffreddore. Tutto chiaro dunque? La mente scientifica non potrebbe essere più convinta del nesso tra causa e correlazione con un effetto. Tutto sembra fin troppo ovvio. Mi sono però anche chiesto quale fosse stato in quei giorni il mio stato interiore? Ero sereno? Oppure c'era qualcosa di diverso dal solito? Ebbene, la realtà è che quelle conferenze a cui dovevo partecipare non solo non m'interessavano ma tenevo dentro anche un certo rancore e rabbia per avere accettato di andarci. Tenevo permanentemente un atteggiamento ipercritico verso tutti i relatori sia pur manifestando sorrisi e rispettando tutti i convenevoli esteriormente. Perché, in fondo, non mi interessava ciò che avevano da dire e non li ritenevo particolarmente originali. Insomma, come si sol dire, 'tenevo il broncio'. Decisi allora di cambiare atteggiamento interiore. Non più acredine repressa, ma accettazione calma dello stato delle cose. Ormai ero dentro a quel giro di congressi e seminari. Anche se per la prossima volta ci penserò meglio prima di accettare di frequentarli di nuovo, in quel momento la cosa migliore consisteva nel vedere eventualmente anche i lati positivi (si incontra sempre gente interessante in queste occasioni). Ebbene, nel giro di 24 ore tutti i sintomi influenzali erano spariti! Eppure le condizioni fisiche erano le stesse, non sarebbero cambiate per un'altra settimana almeno. Probabilmente, se avessi assunto quell'atteggiamento fin dall'inizio non mi sarei ammalato affatto. Che cosa è vero dunque? I sintomi iniziali furono causati dal freddo e dai virus influenzali, oppure si trattava dell'atteggiamento interiore? L'influenza è quindi causata da un virus? Si! Oppure deve essere ricondotto ad un fattore psicologico? Ancora sì! Il punto è che dobbiamo renderci conto che è sbagliato pensare in termini di "o questo o quello" ma accettare che "questo e quello" siano possibili.

Eppure, dirà la nostra mente fisica: *"se si ingerisce un veleno, ci si ammala o ci si lascia eventualmente anche la pelle. Quella è chimica, la coscienza non c'entra."* E' vero, ma è anche vero il contrario. Se qualcosa nel nostro essere interiore si manifesta come disfunzione della coscienza, può divenire il fattore di un avvelenamento, ovvero essere l'effetto di un malessere interiore. Il bere e il fumare agiscono al livello chimico ma possono essere anche l'aspetto speculare a quello disfunzionale psichico. Una persona che è in armonia non fuma e non beve, non per paura o per stare meglio, ma semplicemente perché non ne sente il bisogno. Per un vinello una tantum non ne farei una questione (ci occuperemo più tardi degli effetti negativi di un salutista incallito), si sottolinea però come l'atteggiamento e la chimica sono due aspetti speculari. Un altro modo di vedere la stessa cosa, dal lato opposto più materiale ma sempre complementare, potrebbe essere: l'uso della chimica blocca il potere e l'influsso della coscienza e quindi rende la guarigione molto più difficile o anche impossibile. Alla fine dei conti però è la coscienza che guarisce, la chimica ne è una manifestazione di superficie. Cambiando la prospettiva la contraddizione sparisce sia pur rimanendo il fatto 'concreto' identico (come le figure della Gestalt).

Lo stesso lo si può dire degli incidenti, le malattie che apparentemente ci sono capitate del tutto casualmente (ovviamente mai nel momento giusto), i dispiaceri della vita che ci sembrano del tutto imprevisti e frutto solo di caos e coincidenze. Ma esistono veramente le coincidenze? Se impariamo a guardare le cose da una prospettiva più alta ed amplia forse scopriremo che i mali che ci sono capitati apparentemente senza spiegazione, nesso logico e che ci fanno esclamare disperati *"che cosa ho fatto per meritarmi questo?"*, forse non sono così arbitrari. Se ci apriamo alla possibilità che anche incidenti che ci sembrano del tutto casuali e per cui non abbiamo nessuna responsabilità appaiano tali solo perché vediamo solo una piccola chiazza di una figura, allora vedremo non solo le chiazze ma le sapremo legare ed unire in una singola immagine che acquisisce un senso ed un valore molto preciso. Specialmente se lasciamo il tempo al tempo e guardiamo come certi eventi ci abbiano fatto maturare ed evolvere nei mesi e negli anni, ecco che potrebbe emergere un quadro d'insieme che non sospettavamo neppure.

Forse avrete parlato con chi è passato per malattie potenzialmente mortali ma ne è uscito con un lieto fine. Tutti (o quasi) vi confermeranno come la malattia gli ha insegnato qualcosa, ha innescato un processo di guarigione anche interiore, psicologica, emotiva. L'esperienza, per quanto traumatica e spiacevole, è servita a qualcosa.

Spesso è dunque la nostra incapacità di guardare oltre che ci impedisce di capire il senso ed il significato della malattia e di quello che chiamiamo 'incidenti'. Perché è la nostra mente che non vuole accettare che esistano verità complementari e si ostina a vedere solo una possibile realtà. È la nostra mente che non vuole servirsi anche dell'intuizione e del discernimento per cui vede solo caos e caso lì dove in realtà invece c'è un senso ed un ordine. Mettersi invece nell'ottica delle verità che si complementano e di una percezione della realtà che dal particolare riesce anche a vedere il globale e le cose nel loro significato d'insieme (che non deve essere però una somma delle parti appiattita ed uniformante), ci fornisce di una dimensione del tutto nuova. Una dimensione che ci dona un potere che prima non avevamo. Uno stato interiore molto più rilassato ed in cui c'è di nuovo ampio spazio per l'ottimismo. Così come sempre succede quando ci si libera da una schiavitù e ci si proietta verso nuovi orizzonti più ampi ed interessanti.

La dimensione spirituale, la meditazione e preghiera

Chi scrive non è mai stato una persona religiosa. Semmai mi ritengo 'spiritualista', ovvero non mi riconosco in nessuna religione in particolare ma credo, anzi sento e so, che esiste qualcosa che va aldilà della mia limitata corporeità. Si tratta di una presa di coscienza che esiste qualcosa aldilà delle apparenze fisiche del mondo materiale e che, così come esistono leggi fisiche, esistono anche leggi 'extra-fisiche'. Non c'è stato un momento della mia vita in cui non avessi un contatto interiore e spirituale con qualcosa che ho sempre riconosciuto come una Presenza, la stessa che è anche la Causa e la Forza organizzatrice dell'universo così come anche delle nostre vite. Col tempo, il mio personale punto di riferimento nel mio cammino spirituale sono diventati Sri Aurobindo, uno yoghi, mistico e poeta indiano, assieme a Mirra Alfassa, detta anche 'Madre' (o 'Mére' visto le sue origini francesi), la sua compagna spirituale. Dai loro insegnamenti sullo Yoga Integrale ricevetti i primi impulsi e le conoscenze per mettere in pratica quanto descritto in questo libro.

Tuttavia, inizialmente quando iniziai a scrivere questo documento, decisi di non inserire alcun elemento spiritualista e trascendente. Il percorso di autoguarigione qui proposto vuole essere per tutti, indipendentemente da fatto di essere credenti, atei o agnostici oppure appartenenti a qualsiasi religione o cammino spirituale. Pertanto, nella prima bozza del libro non c'era nulla che facesse pensare a qualcosa di trascendente, spirituale, esoterico o che chiedesse al lettore di accettare qualcosa che possa esistere aldilà di una superficie prettamente materiale delle cose.

Col passare del tempo dovetti però rivedere questo punto di vista che non resse alla prova del tempo. Oggi, il tentativo di astrarre da elementi spiritualisti, lo vedo come un eccesso del 'politicamente corretto'. Di certo non perché si voglia convincere o convertire nessuno, perché questa sarebbe proprio la forzatura che ho sempre voluto evitare e la ragione per cui in prima istanza mantenni un distacco neutrale e quasi freddo verso tutto quello che è il trascendente. Ho dovuto ripensarci perché sono arrivato alla conclusione che comunque, qualsiasi processo di guarigione vera, è in ultima analisi un processo spirituale esso stesso. Anche la medicina allopatica ne fa uso, sia pur se inconsapevolmente, anzi negandolo. Anche una guarigione ottenuta con farmaci ed interventi della medicina ufficiale non può funzionare se non ha un assenso e consenso nel dominio spirituale. La forza e il potere dell'autoguarigione consapevole rimangono però un mezzo fortemente limitato e incompleto se chi la mette in pratica non si aprisse all'eventualità che esista qualcosa che va oltre alle apparenze dei comuni cinque sensi e non facesse sgorgare delle energie da dentro di sé riconoscendole per delle forze di trasformazione prima di tutto interiore. Non è necessario credere ad un Dio di una religione, così come non è nemmeno necessario rinnegare la propria religione o credere nella reincarnazione o seguire un percorso spirituale di un tipo o di un altro. È necessario però accettare di andare oltre ad un materialismo riduzionista ed essere almeno aperti mentalmente all'idea che esiste in noi uno Spirito immortale che sopravvive alla morte.

Inoltre, un altro aspetto che mi convinse della necessità di consigliare ad ognuno di scegliersi un percorso spirituale, o di approfondirlo se l'ha già fatto, fu la scoperta che in fin dei conti, tutte le testimonianze di coloro che sono guariti attraverso un processo di autoguarigione, raccontano sempre del loro contatto con qualcosa di trascendente. Nessuno che sia di mia conoscenza è veramente autoguarito mantenendo una visione della vita ed un atteggiamento strettamente materialista (se esistono casi simili sono così pochi che dovremmo pensare alle classiche eccezioni che confermano la regola). Tutti quelli che hanno praticato con successo qualche forma di autoguarigione, chi in un modo e chi in un altro, a secondo del carattere e delle convinzioni, aveva sempre un'apertura mentale verso la spiritualità, l'esistenza dello Spirito e di Forze sottili che sono in grado di guarire e trasformare il mondo materiale, a partire del nostro corpo.

Pertanto, pur senza volere consigliare alcun cammino spirituale, bisogna essere aperti, o meglio sentire, percepire e scoprire in sé stessi che le forze al lavoro non sono solo del mondo materiale. E' necessario realizzare che esiste una qualche forma di Intelligenza cosmica, che altri sentono in forma di un Amore universale, che non solo organizza gli eventi e le nostre vite ma, una volta riconosciuto, può dargli anche un senso ed un significato che la nostra mente puramente analitica limitata alle apparenze fisiche, non potrebbe mai comprendere. Se chi vuole adottare l'autoguarigione non ha ancora scelto quale sia la sua personale apertura al Sacro e Trascendente dovrebbe mettersi alla ricerca della strada più adatta per la propria personalità. Se non altro dovrebbe almeno aprire il proprio Cuore e la propria mente ad un atto di realizzazione e riconoscimento del fatto che il corpo ha una coscienza sottile, spirituale e non fisica e che questa è fortemente condizionata dalla nostra essenza spirituale, oltre che mentale, emotiva e fisica. Si tratta di accettare che esista uno Spirito ed incominciare a guardare al mondo ed agli eventi della nostra vita anche un po' in questa ottica. C'è chi lo fa con la propria religione, p.es. col dono di sé alla Madonna, chi invece percorre più la via orientale della meditazione e della pratica e filosofia yoga, altri con discipline che sintetizzano l'approccio occidentale con quello orientale, ecc. In realtà non è importante quale strada spirituale o anche religiosa si percorra, l'importante è il sentirla come propria e percorrerla. Altrimenti le tecniche di autoguarigione difficilmente potranno andare veramente in profondità, perché prima o poi si presenteranno a noi delle situazioni e degli eventi che non potranno essere compresi ed affrontati con un'ottica strettamente materialista tipica della medicina allopatica.

Infatti, è a questo punto che ci si apre ad opzioni ed interpretazioni della realtà che altrimenti verrebbero interpretate come folli o perfino offensive. Chi è mosso da un'ottica genuinamente spirituale (o di profonda religiosità, se si preferisce) perfino ringrazia per il dolore e la sofferenza che la malattia gli ha causato. Da una dimensione dove domina il Cuore, quello vero con la C maiuscola e che è quella parte in noi stessi in diretto contatto con la Divinità, si sente e percepisce sia la malattia che il processo di guarigione come una Grazia ricevuta. Ogni cambiamento vero infatti nasce da una trasformazione interiore che viene sentita come una Grazia. Questo perché solo da una prospettiva più allargata, sostenuta dalle abilità intuitive di una mente spirituale e di un Cuore aperto alle sfere del Divino, che si può accettare l'inaccettabile ed acconsentire alla trasformazione. Per arrivare a questo bisogna anche essere disposti a cambiare, rimettersi in discussione, porsi la domanda sul che cosa ci voglia insegnare il dolore, ecc.

Un percorso spirituale deve poi essere accompagnato da una disciplina e una struttura minima (non 'mentalizzata' però!) che p.es si poggia sulla meditazione e/o la preghiera. La pratica della preghiera e della meditazione è un tema molto ampio e diversificato che non può essere ridotto in poche righe e meriterebbe molta più attenzione anche qui. D'altra parte la letteratura in proposito è talmente vasta che non avrebbe molto senso ripetere di nuovo in questa sede ciò che è già stato ampiamente ilustrato altrove. Inoltre, la pratica della meditazione e della preghiera sono talmente personali e richiedono un approccio individuale le cui modalità devono essere lasciate a ciascuno di noi.

Va solo detto che l'importanza della meditazione nel contesto presente è dovuta al fatto che l'autoguarigione si poggia sulla necessità di ritrovare il contatto con l'intuizione, l'intelligenza del Cuore e dello Spirito in noi. Una mente irrequieta e sempre indaffarata in una costante attività frenetica che non è capace di ritrovare il suo aspetto contemplativo, difficilmente potrà connettersi a queste dimensioni interiori. La meditazione serve innanzitutto a riportare la nostra mente e le nostre emozioni in uno stato di calma e serenità interiore che le cose esteriori non ci possono dare. Quale poi debba essere il tipo di meditazione è un'opzione del tutto individuale. Esistono tecniche di meditazione orientale (p.es. quella buddista o dello yoga) oppure quelle occidentali (p.es. la meditazione cristiana) oppure esistono oggi svariate scuole e movimenti a livello internazionale che propongono l'una o altra tecnica di controllo mentale ed emozionale. Nessuna è migliore delle altre, ognuna è specifica per un tipo di carattere e personalità. L'importante non è quale meditazione praticare ma che ci si apra ad una pratica regolare della meditazione in sé. Altrimenti, molte delle cose che verranno descritte in seguito potranno anche essere comprese con l'intelletto ma rimarranno sempre in superficie ed incomplete se non le si realizzano anche nel loro aspetto intuitivo e spirituale.

Considerazioni analoghe valgono per la preghiera. Questa naturalmente deve per forza poggiarsi sull'accettazione mentale e specialmente spirituale dell'esistenza di una Divinità o di uno Spirito cosmico universale che è causa efficiente della manifestazione che esperiamo. Questo non implica che ci si debba per forza richiamare ad una religione o ad un credo particolare. La preghiera è un mezzo di contatto con il Trascendente che può partire da una convinzione religiosa, ma non necessariamente. Pregare è prima di tutto un tentativo di comunicazione con la Divinità interiore. In un certo senso si potrebbe dire che anche essa è una forma di meditazione che si rivolge ad una persona, la Persona universale suprema. Anche in questo caso ognuno deve scegliere l'approccio ed il tipo di preghiera che gli è più congeniale. L'unico consiglio che mi sento di dare è quello di non pregare solo per sé stessi e solo per la guarigione. Anzi, la preghiera più efficace è quella che non chiede qualcosa per noi stessi ma per gli altri. Paradossalmente si riesce a sopportare la sofferenza (e forse anche a risolverne meglio le cause) se si prega per la risoluzione della sofferenza altrui piuttosto che la propria.

La preghiera e la meditazione non devono essere necessariamente praticate entrambe. Si può praticare l'una o l'altra oppure entrambi. Tuttavia è bene che almeno una delle due sia parte essenziale della nostra quotidianità. Perché sia l'una che l'altra sono potenti motori di cambiamento. Un cambiamento in noi stessi e di noi stessi che è essenziale per qualsiasi processo di autoguarigione valido ed efficace.

Questo conclude la prima parte di questo libro ed il cui scopo era quello di preparare il terreno alla comprensione intuitiva della struttura e azione della coscienza fisica.

Parte III
Alla scoperta della coscienza fisica

Coscienza fisica, memoria cellulare e la farsa che chiamiamo 'malattia'

Come tutti i genitori ed insegnanti sanno (o dovrebbero sapere!), se si dice in continuazione ad un bambino che è stupido, esso tenderà a crederci e molto probabilmente diventerà stupido. Se raccontiamo ad un bambino che non può possedere una capacità che è invece convinto di avere, molto probabilmente constateremo che non riuscirà ad imparare o fare ciò in cui credeva, e magari perderà una capacità innata solo perché gli abbiamo negato questa possibilità. Se facciamo capire ad un bambino che non abbiamo fiducia in lui e che non crediamo nelle sue potenzialità, non dobbiamo meravigliarci se incomincerà a lasciarsi andare a comportamenti riprovevoli e dimostrerà scarse capacità di sviluppare facoltà intellettive ed emotive controllate. Magari poi saremo anche così stupidi nel vedere nei suoi fallimenti la conferma delle nostre idee. *"Te l'avevo detto io"*, sarà il nostro commento ignorante.

Analogamente il nostro corpo è come un bambino: se lo trattiamo, come fa la stragrande maggioranza di noi, come una macchina che non può capire e può essere solo programmata ad eseguire ciecamente dei comandi, esso si comporterà esattamente in questo modo. Se crediamo che sia solo una struttura biochimica che risponde meramente a stimoli fisici, come credono quasi tutti, il corpo non tarderà nel mostrarsi tale: accetterà solo cure mediche e farmacologiche. Se non abbiamo fiducia nelle sue capacità di difendersi o di recupero e siamo in preda a pensieri permanenti di paure, dubbi e incertezze, il corpo non mancherà nel manifestare i sintomi ed i mali temuti. E magari ci crederemo particolarmente intelligenti e preveggenti se abbiamo saputo prevedere in anticipo tutte le malattie che puntualmente si sono poi manifestate. Non abbiamo considerato che è la previsione stessa che ha causato l'insorgenza del male.

Il cerchio si chiude in modo perverso. Ovvero se ricordiamo al nostro corpo (il bambino) in continuazione che rischia sempre di ammalarsi, che non può fare una tal cosa perché troppo pericolosa per la sua salute, che non deve osare di farne un'altra altrimenti finirà in ospedale o peggio rischia di morire, ecc., ecc., le nostre paure ed i nostri pregiudizi verranno confermati.

E' il continuo ricordo che materializza il sintomo, anche fisicamente. Questa materializzazione la interpretiamo come prova scientifica che un determinato comportamento materiale conduce ad un risultato specifico, senza avere compreso che era l'atteggiamento mentale ad averlo portato in esistenza. Siamo caduti nel tranello.

Inoltre, così facendo, il corpo lo si mantiene sotto una campana di vetro. Solo con l'uso delle parole, anche senza obbligarlo a particolari misure di carattere fisico, materiale o igienico, e neanche senza necessariamente indurre stati emotivi, soltanto per questa 'campana di vetro mentale', questo produrrà in lui delle formazioni mentali per cui la coscienza delle cellule verrà programmata negativamente. È questo atteggiamento mentale ed interiore che lo faranno diventare una persona adulta che poi dovrà andare regolarmente dal medico per un disturbo o per l'altro.

Dobbiamo pertanto metterci in quell'ottica che si è resa conto e si ricorda che il corpo è 'materia pensante'. Nel momento invece che ce lo dimentichiamo, oppure neanche ci crediamo, trattandolo come 'materia inerte', otterremmo lo stesso effetto che si ha quando si tratta un essere umano come un robot invece che un essere senziente e cosciente.

In un certo senso può essere un vantaggio di breve termine quando si riesce a costringere questa materia pensante ad assumere gli stati materiali di superficie che vorremmo. Se reagisce in modo predicibile agli stimoli in modo meccanico come una macchina questo ci può fare comodo, rende tutto apparentemente più semplice, ed è sempre stato questo l'obiettivo della 'medicina meccanica'. Ma il violentare la natura a lungo termine finisce sempre per essere controproducente e gli effetti negativi saranno inevitabili.

Si tratta di fenomeni e meccanismi mentali, psicologici e che agiscono a livelli più o meno inconsci. Si noti che, aldilà della paura e degli stati mentali di preoccupazione, non ho accennato ad emozioni particolarmente forti oppure a stati emotivi quali la depressione o causati da esperienze traumatiche. Mi sto riferendo invece essenzialmente a stati mentali, convinzioni, dubbi, credenze o al più a quelle piccole paure quotidiane che ci condizionano in modo regolare, senza che siano associati a particolari stati emotivi. Sono queste che incidono sul nostro stato di salute molto di più dei traumi e le gravi depressioni, lo stress, ecc.

Il meccanismo di fondo (per me un fatto, e che scoprii leggendo le opere di Sri Aurobindo e Madre) è che le cellule del nostro corpo hanno una coscienza e memoria propria e che esiste una sorta di 'mente delle cellule' che posseggono anche una 'memoria cellulare' che reagisce ai nostri pensieri, condizionamenti, convinzioni, pregiudizi, e perfino a quello che comunichiamo al nostro corpo. La mente e la memoria delle cellule hanno certi tratti caratteristici infantili di un bambino. Inoltre sono abitudinarie, meccaniche e ricordano i pensieri e le esperienze passate, per cui spesso ritornano allo stato di malattia senza nessuna ragione apparente.

La ragione di tantissime malattie infatti non è apparente perché le cause non sono riconducibili ad eventi o fatti esteriori essendo invece di una natura mentale interna alle cellule. Per 'mente' di una cellula non intendiamo naturalmente una mente sviluppata e con le stesse facoltà cognitive di una mente umana. Si tratta tuttavia di una coscienza involuta nella materia che va aldilà di un mero processo fisico e biochimico e che ha capacità mentali elementari. Questa mente elementare di ogni cellula crea una rete di relazioni con le altre cellule e, nel suo insieme, forma una 'coscienza corporea'.

Una mente corporea che è percepibile a livello fisico-nervoso. Non sotto forma di pensieri, ma piuttosto una sorta di sensazione di possedere una specie die 'aura', un involucro che circonda il corpo e che si sente come formicolio, a volte bruciore se ha accumulato tensione. Oppure si percepisce come espansione oltre i limiti fisici se rilassato, come qualcosa di dinamico e capace di variare nel tempo le sensazioni che può trasmetterci. Probabilmente ne siamo tutti coscienti, solo che lo scambiamo per una sensazione del corpo, non per la sua parte mentale. Questa mente-coscienza fisica non è la nostra mente, non ha nulla a che fare con noi stessi. È la coscienza del corpo, una mente individualizzata che non va scambiata per la nostra mente, anche se la mente del corpo riflette come in uno specchio la nostra mente.

Se hai degli schemi mentali negativi e ripetitivi, quella mente le ripeterà in modo altrettanto ripetitivo. Se non vuoi mettere da parte certe abitudini mentali, lei sarà altrettanto ostinata nel rifletterle sotto forma di manifestazioni fisiche nel corpo. Le cosiddette 'malattie' sono in larga parte dei ricordi, perché quello che è rimasto nella memoria cellulare ritorna prima o poi in superficie. Se speri che basti il farmaco per guarire senza cambiare le tue abitudini psicologiche avrai per forza bisogno del farmaco per guarire. Non perché quel dato farmaco sia veramente necessario ma perché è quello che credi e anche la coscienza fisica tenderà a crederci richiedendo il farmaco. Se dopo avere assunto il farmaco il male sparisce lo vedremo come conferma della sua efficacia. Ed anche una volta che avrai deciso di cambiare le tue abitudini mentali ricorrenti ci vorrà tempo affinché quella mente meccanica cambi. Perché è un pensiero del corpo che pensa pur sempre in modo meccanico, ripetitivo e semi-indipendente dalla nostra mente cosciente e dal nostro cervello. È una seconda mente parallela a quella con cui siamo abituati a pensare. Ma proprio come la mente intellettuale così anche la mente del corpo 'pensa', 'crede' e si lascia suggestionare da quello che noi crediamo e da quello che gli altri credono e ci dicono. In un certo senso potremmo dire che sia la salute che la malattia sono delle 'abitudini'. Eppure non sono abitudini nostre ma di qualcun altro.

E' la mente delle cellule che vanno a formare la coscienza corporea che sta alla base del cosiddetto effetto placebo. Si noti però che si sta parlando di qualcosa che va molto aldilà dell'effetto placebo. La possibilità di condizionare con la nostra mente la mente del corpo apre possibilità d'intervento pratico ben più potenti di quel che può darci una falsa pillola zuccherata.

Per imparare a fare ciò bisogna essere disposti a cambiare abitudini. In fondo, non c'è nulla di sbagliato ad essere abitudinari, si tratta però di assumere l'abitudine giusta. Si è dimostrato p.es. che la gente tende ad ammalarsi più facilmente nei luoghi più vicini agli ospedali. Il medico vi dirà che forse è così perché chi sta lontano da un ospedale è meno incoraggiato ad andarci e quindi non risulta dalle statistiche. Ma anche questa è solo un'ipotesi. Non è possibile che sia vero anche il contrario? Ovvero che chi vive vicino ad un ospedale è incoraggiato ad ammalarsi? Anzi, che ci sia qualcosa in noi che si abitua ad ammalarsi?

Un altro esempio è la scarsa propensione ad ammalarsi di tutti coloro che sono in uno stato di coma. Chi è in coma per anni si mostra molto più resistente all'insorgenza di malattie rispetto a coloro che si trovano a letto nelle stesse condizioni ma in stato di veglia (fatta eccezione per la patologia per cui è finito nello stato comatoso, ovviamente). Forse perché chi è cosciente è meno sotto il diretto controllo medico e perciò tenderà ad ammalarsi di più? Tutto merito dei medici, dunque? Non potrebbe essere invece che, quando non siamo più coscienti del nostro corpo, la coscienza fisica non risente dei nostri pensieri, dubbi, paure, suggestioni mentali, false credenze e false convinzioni (nostre e del dottore)? Una cosa analoga si potrebbe dire dei neonati, ma in tal caso è facile ipotizzare che sia solo dovuto al loro sistema immunitario nuovo di zecca, ecc. Oppure si osserva una forte immunità ad ammalarsi di tumori, linfomi o leucemie da parte dei disabili mentali. Non sarà mica perché la mente non gli fa gli scherzi che fa alle persone 'normali'? La medicina non risponde. Un razionalismo scettico potrà comunque sempre avanzare ipotesi e congetture capaci di smentire o avvalorare tutto e il contrario di tutto pur di confermare il proprio scetticismo. Ma dire con certezza dove stia la verità non può.

Lo si può invece fare passando dalle speculazioni teoriche alla pratica. Per vedere allora se è vero che siamo programmati fin da bambini a concepire il nostro stato fisico con certi costrutti mentali coscienti che si proiettano nella matrice dei costrutti mentali e materiali subcoscienti del corpo, vediamo che cosa succede, materialmente e fisicamente, se impariamo a de-programmare certi condizionamenti per sostituirli con altri? Dobbiamo imparare a conoscere noi stessi, di come ragioniamo e da dove vengono certe convinzioni che abbiamo. Questo per capire se certe nostre idee, opinioni e convinzioni si sono formate per un fatto reale vissuto o perché siamo stati programmati fin da piccoli a crederci acriticamente?

È importante rendersi conto che la coscienza del corpo è una mente ed una memoria che non sta solo nel cervello, ma nel corpo nel suo insieme ed ha delle convinzioni, credenze, opinioni, idee su sé stessa. Le cosiddette 'malattie' infatti sono uno stato di coscienza che emerge anche e soprattutto a causa del nostro sistema di credenze e di abitudini che riemergono dalla memoria cellulare. Si tratta di uno stato d'essere mentale del corpo, non dei fatti esistenti in sé. 'Vengono in esistenza' a causa delle formazioni mentali nostre assieme a quelle esterne altrui, nel senso che possiamo misurarle, rivelarle al microscopio, toccarle anche con le nostre mani (tipo un linfonodo mammario p.es.), pur essendo il risultato fisico di superficie di uno stato *mentale* interno alle cellule. È questa mente del corpo che sta alla radice dei mali e ne è la causa. Se diciamo 'mente' pertanto non intendiamo le emozioni. Che anche gli stati emozionali possano influire è un fatto ben noto ed in larga parte accettato. Riprenderemo questo aspetto in modo approfondito nei capitoli successivi. Qui si sta parlando di un'altra cosa (sia pur non esclusiva ma complementare all'aspetto emotivo). È ciò che credi che decide come andranno le cose. Se questa mente crede che il corpo è malato o rischia di ammalarsi, allora il corpo assumerà uno stato malato e vi rimarrà. Se invece non crede ad un certo pensiero, una certa suggestione di malattia, e specialmente se noi non gliela faremo ricordare e ripetere, esso non gli darà retta, non si ammalerà. Si tratta di educare la nostra mente educando, per riflesso, quella della coscienza del nostro corpo ad altri atteggiamenti, proprio come se fosse un bambino.

In un certo senso potremmo dire che la malattia è una farsa. Una farsa che si è messa in testa la mente cellulare e che essa ripete in modo ricorrente anche a causa di ricordi cellulari del passato. E il distinguere il fatto mentale da quello emozionale significa p.es. riconoscere che è perfettamente possibile non risentire di alcun contraccolpo fisico se si è stressati e depressi e si è convinti, anzi si sa, che il semplice credere che non faccia alcun effetto, questo stesso fatto impedirà che si producano effetti.

Può sembrare fin troppo semplicistico volere ridurre tutta la medicina ad uno stato mentale cellulare del corpo. Eppure, a volte la verità è semplice. Spesso è così difficile da trovare proprio perché partiamo dall'assunto che debba essere per forza una cosa complicata. D'altra parte, se si prosegue sul cammino di realizzazione della coscienza fisica ci si accorgerà che, sotto l'aspetto analitico e scientifico, si tratta di un fenomeno la cui complessità è seconda solo a quella del cervello umano. Eppure, da un punto di vista intuitivo e di un'azione psicologica interiore, mettere in moto la 'de-suggestione' della malattia è fondamentalmente semplice. L'importante è non trasmettere a noi stessi e nemmeno agli altri dei condizionamenti e delle 'formazioni' errate. Per 'formazione' s'intende una sorta di costruzione mentale, di idea matrice strutturata che viene letteralmente proiettata sulla coscienza corporea. Proiezione che poi lascia una sorta di 'imprinting cellulare' da cui poi è difficile liberarsi.

Può avvenire tramite i dubbi, le false convinzioni di altre persone, tramite la nostra stessa suggestione fatta di convinzioni e concetti sul che cosa è una malattia e che cosa necessita (di solito falsamente) per andarsene, oppure anche attraverso la lettura di un libro o perfino uno spot di 'pubblicità progresso'. P.es. uno spot che per un determinato sintomo ci invita ad acquistare un certo medicinale è una formazione mentale che viene proiettata sulla coscienza corporea. Oppure, qualcuno che ci avverte preoccupato: *"Hai un dolorino lì? Non aspettare, vai dal dottore"*. Il quale naturalmente sarà pronto a riceverci per gettarci addosso altre suggestioni e false convinzioni. Queste sono le più tipiche suggestioni che condizionano lo stato di coscienza corporeo

Può sembrare tutto molto sconfortante, come se fossimo in preda al destino ed alle suggestioni che aleggiano nell'atmosfera che ci circonda. Ma non è così. Anzi, è vero proprio il contrario. Perché possiamo vedere la cosa dalla prospettiva opposta. Infatti, se tutto ciò è vero (e lo è!) per metterla in termini opposti ma equivalenti, sarebbe allora sufficiente proiettare sulla coscienza del corpo la formazione corretta, comunicare l'idea giusta all'inconscio delle cellule perché manifestino a livello fisico di superficie quello stato di benessere che è necessario. Dicasi, guarire senza medici e terapie!

Tuttavia, prima di chiarire quale sia il modo più opportuno per attuare questo meccanismo di 'de-suggestione', procediamo nella descrizione della coscienza corporea.

Così come noi abbiamo una mente ed una memoria, così anche il corpo, oltre alla mente cellulare, possiede una memoria cellulare. Anche la memoria cellulare può essere suggestionata con determinati atteggiamenti mentali, emotivi, fisici oppure da suggestioni che riceviamo da altri o dai mezzi d'informazione. Se queste suggestioni sono ripetitive ed incessanti nel tempo, tendono a fissarsi e cristallizzarsi nel subconscio, specialmente se impresse in tenera età. Questo farà sì che i sintomi riappariranno con regolarità, anche se le medesime suggestioni che ne erano la causa cessassero di esistere. In tal caso il medico parlerà di una 'malattia cronica'.

In un certo senso potremmo pensare che queste impressioni cellulari che hanno registrato le esperienze fisiche, mentali ed emotive del passato nel nostro subconscio delle cellule fin dalla nascita oppure anche per generazioni, siano una specie di 'errore della natura', un vecchio programma obsoleto senza funzione e scopo e di cui dobbiamo liberarci con qualche stratagemma fisico-materiale (con la chimica, oppure, come vorrebbe fare la moderna genetica, con eventuali terapie personalizzate genetiche). Questo è il punto di vista della moderna biologia c della genetica che parlano di 'errori di trascrizione causali'. Ma noi vogliamo ampliare i nostri orizzonti e vedere l'insieme delle cose, non un solo aspetto particolare della verità o una sua unica apparenza. Così come si fa con le figure della Gestalt. Queste incrostazioni cellulari del passato infatti possono essere anche intese come vecchie problematiche tenute in sospeso, eventualmente anche attraverso più vite e che orano ritornano in superficie per essere prese sul serio, consciamente invece che inconsciamente. Il nostro subconscio, sia quello mentale che quello delle cellule del corpo hanno, tra le altre cose, di registrare movimenti, tendenze, abitudini o paure irrisolte passate che ora chiedono di essere risolte o 'ripulite' per essere elevate a più alti 'stati vibrazionali'.

Non è azzardato supporre che, la memoria cellulare già presente ed attiva in un neonato, porta con sé anche i traumi prenatali, quelli della madre e del padre e che a loro volta tramandano quelli dei nonni, ecc., oppure, di nuovo, anche quelle di vite passate. Nell'ultimo caso si parla di 'malattie karmiche'. Che non hanno a che fare con l'idea superficiale di una 'punizione divina' o la necessità di espiare delle colpe commesse in vite precedenti. Si tratta di memorie che il nostro essere interiore non-fisico riporta in questa vita e imprime nelle cellule del corpo. In altre parole, si tratta di un lavoro fisico corporeo che dobbiamo ancora compiere per imparare ancora certe lezioni di vita che non avevamo ancora concluso in quella precedente. Potremmo dire che la malattia è lo specchio di una mente condizionata e di un sistema di credenze e convinzioni che si manifestano al livello fisico e che possono avere origini non necessariamente legate alla nostra individualità attuale ed essere, a volte, connesse con eventi lontanissimi nello spazio e nel tempo, anche aldilà della vita presente.

Le memorie cellulari di altre vite possono influire sul nostro modo di pensare e reagire agli eventi in un modo tale che noi stessi non riusciamo a spiegarci il perché. P.es. c'è chi soffre di un'irragionevole ed incontrollabile ansia e paura da panico nel contrarre malattie e che non trova spiegazione nel vissuto di cui ha memoria cosciente. In casi come questi può benissimo darsi che ci si trova di fronte ad una reazione ad un ricordo nella memoria cellulare di vite passate in cui si patirono molti disturbi fisici e malattie. Pertanto, il trauma non sempre va ricercato nella vita presente. La mente fisica e le memorie cellulari possono contenere informazioni, tendenze e tracce di eventi che non hanno necessariamente a che fare con eventi di cui abbiamo un ricordo cosciente e che tuttavia hanno bisogno di essere elaborate, ripulite, illuminate e rilasciate.

Questo dovrebbe anche farci comprendere che non è poi così importante e necessario capire i meccanismi inconsci ed il perché ultimo dei nostri atteggiamenti, le paure, i problemi. Chi si ricorda più delle proprie esperienze e degli eventuali traumi subiti in età prenatale? E' invece molto più urgente e necessario trasformare quello che è rimasto di quelle esperienze. Il capire intellettualmente l'origine di un problema non fornisce la sua risoluzione.

La trasformazione dei meccanismi inconsci e la ri-programmazione della coscienza cellulare invece è molto più utile (e forse anche più interessante). Una volta che questo è avvenuto avviene un'integrazione di nuove energie che prima non potevano manifestarsi. Una volta ripulita la coppa del vecchio la si può riempire col nuovo. Di solito però ci vuole tempo. Le malattie karmiche infatti sono spesso alla base di quelle croniche. Perché la mancanza del ricordo della loro origine le fa sembrare così naturali, quasi necessarie alla coscienza cellulare, che esse tende a ripeterle fin dai primi anni di vita, fissandole ancora più in profondità.

La stessa cosa avviene con il ripetersi ossessivo di determinati messaggi e modalità di pensare che assumiamo acriticamente dall'esterno. Lo si può ben vedere in un altro contesto come quello mediatico dei mezzi d'informazione, ma la cui dinamica operativa non è molto diversa dai nostri pensieri ossessivi e compulsivi. Ogni campagna mediatica che pubblicizza un prodotto farmacologico o una ricerca per la cura di una malattia, in realtà la afferma, fissa e cristallizza a livello subliminale nel nostro subconscio corporeo collettivo. Più la collettività legge o sente parlare di una malattia, specialmente se questo viene fatto con toni drammatici, e più difficile sarà poi curarla. Più clamore fanno certe ricerche finalizzate alla guarigione di un male e più difficile diventerà trovare una soluzione efficace. Più si parla con apprensioni e paure in toni drammatici sia individualmente tra amici o parenti che collettivamente in uno studio televisivo dei 'mali del secolo' e più difficile diventerà debellarli. Se uno ci crede. Invece, non appena ci si rende indipendenti mentalmente, emotivamente ed interiormente liberi dalle verità ufficiali, si vede bene come questi meccanismi non ci possono più toccare ed anzi, lasciano spazio a nuove scoperte ed energie.

Da un punto di vista strettamente medico le cose sono complicate ed aldilà della comprensione umana convenzionale. Specialmente di quella di una medicina allopatica che si focalizza solo sulla materia, cioè l'ultimissimo strato superficiale di un'esistenza immensamente più vasta e complessa. La medicina allopatica non è in principio sbagliata o falsa, perché in fin dei conti analizza un piccolo spicchio che in sé esiste, è vero, di cui non possiamo dubitare: la materia. Ma la maggior parte dei nessi tra causa ed effetto le rimarranno precluse e misteriose fino a quando si limiterà ad analizzare solo le piccole increspature di un oceano che è invece molto più profondo.

Quello che dobbiamo comprendere ed interiorizzare è che l'unica vera differenza tra un'idea, un'opinione, una convinzione ideologica ed una malattia fisica consiste nel fatto che le prime rimangono ad un livello mentale o al più emozionale, mentre le seconde emergono fino allo strato fisico. Una malattia è la manifestazione fisica di un sistema di credenze, ragione per la quale viene percepita più 'vera'.

Il lato positivo di tutto ciò è che anche il cambiamento delle convinzioni si manifesta con un cambiamento fisico e quindi può portare alla guarigione, anzi è essa stessa la guarigione, o meglio la dimenticanza di una falsa convinzione. Perché se la memoria cellulare può essere riprogrammata nel male causando malattie croniche, debilitanti o mortali può altrettanto essere ri-programmata cronicizzando la salute! Ciò significa che anche se il corpo viene sottoposto a trattamenti poco salutari esso sarà in grado di reggere il colpo grazie ad una stabilità interiore delle cellule che si ricordano in modo ripetitivo e meccanico dello stato di salute. È questo il vero potere dell'autoguarigione! La parola 'autoguarigione' è impropria dato che quello stesso potere di autoguarigione dovrebbe avere sopra tutto la funzione di evitare e prevenire la malattia. Un potere il cui compito principale non è quello di guarire da una malattia ma piuttosto quello di mantenere uno stato di salute che la evita. Lo si dovrebbe chiamare più propriamente 'auto-salute'.

Si tratta quindi di sfidare quel dogma del determinismo genetico-chimico-energetico che purtroppo attraversa tutti gli strati, dalla più materialista medicina allopatica alle medicine più olistiche alternative. Ed è quel dogma che fa emergere in noi un senso d'impotenza che, proiettandolo sulla coscienza cellulare, finisce per fare venire in essere ciò che vorremmo evitare.

Dobbiamo finalmente comprendere che l'autoguarigione non è un'utopia ma una possibilità concreta se rinunciamo a delegare la nostra responsabilità a dottori o guaritori prendendo in mano il nostro futuro, decidendoci una volta per tutte che siamo noi i veri dottori e smetterla di andare in cerca dei guru che ci risolvano i problemi per noi. Anche il delegare la nostra salute ad altri è una suggestione condizionante la mente del corpo. Questo, a sua volta, conduce all'incapacità di difesa e che si materializza, divenendo visibile in tutti i suoi sintomi esteriori e materiali. Perché se ci convinciamo di essere solo una macchina biochimica che ha permanentemente bisogno di una personalità esterna, di un meccanico che agisca e pensi per noi, ecco che l'organismo si mette in uno stato che simula questa convinzione. Si metterà, per così dire, la maschera di un attore che mimerà una cieca meccanicità e che obbedisce a degli sconosciuti. Una farsa appunto, che sa diventare fisicamente molto concreta e materiale. Eppure è una falsità!

Dobbiamo finalmente riprendere in mano le redini del nostro destino e ciò che è nostro diritto avere: la salute. E questo lo possiamo fare se ci separiamo finalmente da quelle credenze di una coscienza dormiente che ci ha dominato così a lungo. È ora di diventare coscienti delle paure ataviche che ci condizionano e dei falsi convincimenti sul come funzioniamo. Dopo avere per così tanto tempo guardato al di fuori di noi per trovare delle risposte e delle soluzioni dovremmo finalmente chiederci se non sia l'ora di guardare dentro di noi. Perché per una guarigione non basteranno i farmaci che nella maggior parte dei casi non sono né utili né necessari, ma basterebbe un po' di Verità.

Ascoltare la coscienza fisica

Una cosa è il dire che il corpo ha una coscienza, che la nostra salute dipende da fattori mentali, che esiste una connessione mente-corpo-psiche, ecc., ma un'altra è quella di concretizzare un metodo che faccia uso di queste conoscenze. Il problema di fondo di molti approcci spirituali consiste nel fatto che spesso hanno capito il problema ma non sempre sanno indicare una via concreta per un agire alternativo a quello usuale. La medicina moderna accetta l'idea che esistano fenomeni quali l'effetto placebo, nocebo, che i nostri stati mentali, emotivi e psichici influenzano l'organismo, ma non sa (e forse non le conviene sapere) che cosa fare concretamente con queste informazioni. Una volta che so che la mia salute dipende anche da fattori interni oltre che esterni (anzi, molto più interni che esterni), quale mezzo concreto mi fornisce questa conoscenza? È qui che molti non riescono a procedere e dove invece noi vogliamo avventurarci oltre.

Per chi ha letto attentamente fino a qui, si sarà reso conto che abbiamo già dato degli elementi pratici con cui agire sulla coscienza del nostro corpo. Quando si insiste nel sottolineare quanto potenti possano essere i condizionamenti e le nostre convinzioni sul nostro stato di salute, si è già dato un'istruzione pratica. Se si fa attenzione a tutte le suggestioni che ci colpiscono da parte delle persone che ci circondano (specialmente dei parenti e dei medici di famiglia) o dai mezzi d'informazione e non accettiamo tutto acriticamente ma sottoponiamo le informazioni e i suggerimenti che ci raggiungono ad un esame che pratica intuizione, ascolto del Cuore e discernimento, allora potremo scegliere di accettare o rigettare i condizionamenti che incidono negativamente sulla coscienza del copro. Si tratta prima di tutto di assumere un atteggiamento mentale non negativo e di rifiuto aprioristico, ma comunque di vaglio attento di ciò che ci viene proposto per verità e necessità ed eventualmente attuare una scelta: credere ed agire assieme al branco oppure diventare più autonomi. Dobbiamo imparare innanzitutto a distaccarci da una mentalità meccanicista del corpo, non correre dal dottore per ogni pensiero negativo di malattia, non credere acriticamente alle paure che condizionano la gente, non accettare ogni teoria medica che ci propinano i media e rivedere i propri convincimenti che si poggiano su condizionamenti di paura del che cosa ci fa bene o male (il freddo, l'ambiente chiuso coi virus, fare il bagno dopo i pasti, ecc.). Se fossimo onesti con noi stessi e ci guardassimo dentro, ci renderemmo conto che nella stragrande maggioranza dei casi, quello che determina una nostra decisione a favore o contro qualcosa non è un ragionamento logico ma le sensazioni di paura. Proprio in medicina si vede questo fenomeno dilagare: quasi tutte le decisioni che un medico prende nei confronti del paziente, l'ultima parola è sempre dettata dalla sensazione di paura o preoccupazione che ha nell'attuare o non attuare una determinata terapia. Le decisioni basate, non sul dato scientifico ma sulla paura, determinano quasi sempre l'azione che noi prendiamo nei confronti del nostro corpo. Quasi di continuo nella nostra mente si inserisce la paura tipica del *"cosa succederebbe se facessi…"*, *"meglio non rischiare, perché…"* e, soprattutto tra la classe medica il *"prescrivo un medicinale inutile o anche lesivo, perché in caso succeda qualcosa non sia mai che mi ritengono per responsabile se non lo faccio…"*. Insomma, si tratta di guardare con una visione introspettiva ai propri processi mentali abitudinari riguardo a presunte verità e riconoscerle per quello che si rivelano ad un più attento e spassionato esame che non ammette l'intrusione di sentimenti di ansia e paura: dei dogmi indotti. Troppo spesso invece accettiamo 'verità' senza un minimo di riflessione perché ce le siamo fatte inculcare da paure più o meno inconsce. Il nostro 'guardarci dentro' come un atteggiamento molto pragmatico che necessità anche una certa attenzione ed allerta da praticare costantemente.

Si tratta ora di fare un passo ulteriore nel tradurre le cose nella realtà pratica. Proviamo con un primo esercizio mentale. Prenditi un momento di tempo, rilassati, siediti comodamente in solitudine, senza la presenza di qualcuno che possa disturbarti. Fai un paio di respiri profondi e poniti in uno stato di calma rilassatezza fisica ed interiore che si trasforma in uno stato di pura esistenza, pura osservazione, senza alcun pensiero e intervento o commento mentale. A questo punto fai attenzione alle sensazioni, a tutte le percezioni, fino a quelle più minute che il tuo corpo ti trasmette. L'obbiettivo consiste nel sentire il tuo corpo non più come una zolla di terra meccanica e muta, ma come un aggregato di vibrante energia, un campo aureo di vita, un alone di coscienza-esistenza.

Sono quelle 'vibrazioni' che rappresentano quello stato d'essere a cui devi porre la tua attenzione costantemente, imparando a farlo quasi per abitudine. Perché se riesci a metterti in contatto con quel campo energetico il più è già fatto. All'inizio forse non percepisci nulla, ma col tempo dovresti sentire almeno in qualche parte del corpo una sensazione 'espansa', come se p.es. un arto fosse più grande di quello che appare fisicamente.

Si può incominciare da una parte del corpo, facendo, p.es., come suggerisce Eckhart Tolle, chiudi gli occhi e concentrati solo su una mano. Come fai a sapere che la mano è ancora lì? Se fai attenzione non lo sai solo per inferenza mentale, perché la mano ancora la senti, la percepisci in qualche modo, anche se in quell'istante non sta toccando nulla. La consapevolezza della presenza della mano nasce dalla percezione, più o meno inconsapevole, di un qualcosa che non è solo fisico esteriore, ma interiore. Per analogia potremmo ricordarci che cosa succede se la mano rimanesse anestetizzata o come la sentiamo quando si interrompe il circolo sanguineo, tipicamente di notte quando dormiamo ed in cui un braccio viene bloccato in una posizione che impedisce la circolazione. Prima abbiamo la sensazione del classico 'formicolio', poi sparisce anche quello, la mano sembra essere 'inesistente', eppure qualcosa ci dice che dobbiamo intervenire. Perfino ci si sveglia di notte quando succede, il cervello è programmato a reagire alla mancanza di quel segnale. Come è possibile? Perché constatiamo la differenza tra l'arto in uno stato di vita normale e quello 'addormentato' anche se non tocca nulla, non prova né piacere né dolore. Eppure possiamo discernere la differenza perché nel primo caso c'è la percezione del corpo interiore, nel secondo anche questo si 'spegne'. Una volta diventato cosciente di questo campo interiore per una mano (o una qualsiasi altra parte del corpo) non ti dovrebbe essere troppo difficile fare lo stesso esercizio anche per l'altra e poi estendere la consapevolezza a tutto il corpo. Così diverrai cosciente del corpo quale entità che esiste, vive, riceve dall'esterno ogni forma di segnali e sensazioni, e perfino pensa.

Si può procedere anche in senso inverso. Oltre ad ascoltare la vibrazione della nostra coscienza fisica possiamo anche imparare nel crearla ed imporla su una parte sofferente. Una tecnica di concentrazione per arrestare il dolore fisico consiste nel creare un'immobilità della vibrazione interiore, come ben descritto da Madre [Alfassa]: *"Se si riesce a stabilire un'immobilità - un'immobilità della vibrazione interiore -, nel punto in cui si soffre, questa ha esattamente lo stesso effetto di un anestetico: interrompe il contatto tra il punto che soffre e il cervello; e una volta che avete interrotto il contatto, se potete rimanere così abbastanza a lungo, il dolore finisce per sparire. Occorre essere abituati a fare ciò. Ma si ha l'occasione, a ogni momento, di farlo: quando ci si taglia, o si urta contro qualcosa; infatti, ci si fa sempre male da qualche parte, soprattutto quando si fa atletica, ginnastica, o cose del genere; ebbene, queste sono occasioni che ci vengono offerte. Invece di rimanere lì a osservare il dolore, a cercare di analizzarlo, a concentrarsi sopra - e ciò fa sì che aumenti sempre di più - alcuni si mettono a pensare ad altro. Ma non dura a lungo; ....se c'è dolore, ciò vuol dire che siete in contatto con il nervo che trasmette il dolore, altrimenti non sentireste niente. Ebbene, una volta che sapete che siete in contatto, accumulate in quel punto più immobilità che potete per arrestare la vibrazione del dolore; vi accorgerete che l'effetto è come quando un membro si addormenta dopo essere rimasto in una cattiva posizione, e poi di colpo ... lo sapete, vero? Poi, quando la posizione cessa, il membro ricomincia a vibrare in modo tremendo. Ebbene, fate volontariamente una simile concentrazione d'immobilità nel nervo che soffre; nel punto che soffre stabilite un'immobilità più totale che potete. Vi accorgerete che essa agisce, come ho detto, come un anestetico: addormenta. E se potete aggiungere a essa una sorta di pace interiore, e la fiducia che il dolore se ne andrà, ebbene, vi garantisco che se ne andrà."*

Abituati a sentire questo campo vitale del corpo. Sempre, in qualsiasi momento, facendo qualsiasi attività. A volte non è piacevole perché non sempre quel campo è sano ed integro, anzi non lo è quasi mai, ma il divenirne coscienti è il primo passo necessario per andare oltre. Così si diventa più sensibili, percettivi, quasi troppo, perché si captano anche le vibrazioni dall'esterno, che non sono delle più piacevoli e salubri. Si tratta di una sensibilità accresciuta che ci fa diventare più coscienti di tutto quel che ci danneggia e di cui prima non eravamo coscienti. È un passo in avanti enorme! Perché il divenire coscienti delle vibrazioni negative a cui prima si era sottoposti passivamente ed inconsciamente è il primo passo, il canale dell'informazione necessario per imparare a gestire e poi evitare quelle vibrazioni indesiderate.

Abituati a porre attenzione alle sensazioni che attraversano il tuo corpo, fin nelle più minute vibrazioni. Non si tratta di rimanere in permanente tensione ma di un'abitudine e di un'apertura mentale positiva. Lasciare sempre aperto un canale di comunicazione tra la nostra mente cosciente e le sensazioni del nostro corpo è essenziale. L'ascolto del fisico come abitudine è di capitale importanza. Su questo potremo costruire le tecniche successive.

Il coraggio di andare oltre alla paura

Un ruolo essenziale nell'emergere di patologie e disturbi di ogni sorta lo gioca la paura, lo spavento, quel panico che tanti tendono nel portarsi sempre appresso. Anche nei momenti più tranquilli. Forse siamo impegnati nel lavoro e d'improvviso emerge un pensiero, una preoccupazione. Nel peggiore dei casi immaginiamo lo scenario peggiore e rimaniamo presi dalla spirale dell'ansia e tensione. Basta questo, anzi, basta molto meno per mettere tutto sotto e sopra. È più che sufficiente che ci assalgono delle immagini, anche solo fugaci, apparentemente del tutto innocue, sul come possa svilupparsi un malanno o che ci mettiamo anche solo per un breve momento in uno stato di apprensione. Una piccola vibrazione mentale negativa, un non nulla può farci ammalare. Il potere della nostra coscienza sulla coscienza del copro e sulla mente delle cellule è potentissimo. Così facendo non si fa altro che alimentare con nuove energie negative proprio ciò che si vorrebbe eliminare.

Il dominare i pensieri di paura e rigettarli è uno dei compiti più difficili ma anche uno dei più importanti per dominare e rigettare la malattia, dato che il decorso di quest'ultima è fin troppo spesso l'immagine riflessa di quella stessa paura Sono abbastanza sicuro che un giorno si scoprirà quanto sottovalutato è stato il potere negativo degli effetti nocebo e dell'ipocondria. Questa può sembrare una visione molto pessimista. Se per la mente è così facile indurre delle disfunzioni corporee dovremmo ammalarci molto spesso. E infatti, 'spesso' significa anche solo una volta ogni tre o quattro mesi. Cosa che molti considerano uno stato delle cose quasi normale.

Non bisogna però dimenticare che con altrettanta efficacia e facilità è possibile indurre l'effetto opposto di guarigione e prevenzione!

Come tutti sanno la paura è una sensazione ed emozione che ha una sua funzione evolutiva. Nel mondo animale la paura è un meccanismo di difesa e di sopravvivenza che permettere di raccogliere le energie per scampare ad un pericolo imminente, tipicamente quello di non finire tra le fauci di un predatore. Negli esseri umani la sua funzione non è poi tanto diversa, anche se si esplicita in contesti diversi. La paura ha un senso ed una funzione positiva anche all'interno della società umana. Ci permette di non commettere con troppa facilità azioni pericolose, ci spinge alla riflessione in situazioni di stress, ci salva spesso con un'iniezione di adrenalina in momenti in cui dovevamo raccogliere tutte le energie per affrontare una situazione che non avremmo saputo affrontare con energie sufficienti solo con uno sforzo di volontà mentale. Pertanto, la paura aveva e continua ad avere una ragione d'essere ed un'importante funzione da svolgere anche per la specie umana.

Detto questo bisogna anche dire che se quel meccanismo della paura ci ha permesso di arrivare fin qui, è altrettanto vero che, in certi contesti ed in determinate situazioni, per gli esseri umani può giocare anche il ruolo esattamente opposto. Questo aspetto lo si è contemplato molto meno. La paura può essere la nostra salvezza, ma può anche essere la causa fatale per un progresso ed anche per la sopravvivenza. La paura può salvarci la vita ma può anche ucciderci. Troppo spesso si è visto solo il primo aspetto, non il secondo che si presenta specialmente nelle questioni legate alla salute. Il distinguere tra le due situazioni necessita della nostra facoltà di discernere ed intuire. Non a caso è stata dedicata tutta la prima parte di questo libro a questo argomento.

Il meccanismo più perverso con cui la paura ci tiene in pugno è quello che l'asseconda con un presunto 'buon senso' logico e razionale della mente. È infatti uno dei principali limiti della mente se non viene anche guidata dall'intuizione. Quasi sempre la paura è accompagnata da pensieri della mente razionale che sanno essere molto convincenti e sofisticati per giustificare un'azione apparentemente sensata e prudente, quando in realtà è solo un sotterfugio intellettuale per giustificare il mantenimento dello stato delle cose. La maggior parte delle paure che abbiamo sono inconsce e neppure le riconosciamo come tali. Nella maggior parte dei casi le nostre azioni sono mosse da pensieri di paura senza che nemmeno ce ne accorgiamo, anzi ci sentiamo anche particolarmente saggi per attenerci a certi comportamenti che in realtà ci mantengono schiavi di una routine da cui siamo incapaci di liberarci. Si tratta di paure che si esprimono come una silenziosa e quasi inconsapevole esitazione automatica e meccanica e che determina le nostre scelte di tutti i giorni. Un tipo di paura del tutto irrazionale e meccanica che tuttavia è abilissima nel presentarsi con vestigia logiche e molto scientifiche. Una paura emotiva e subconscia travestita da 'buon senso'.

P.es. si presenta come 'prudente esitazione' della ragione o una 'ragionevole non-azione' che sconsiglia 'atti emotivi', mentre in realtà è essa stessa figlia di una paura emotiva che non fa altro che impedire il progresso e la crescita personale. Così, ai bambini si vieta di giocare all'aperto perché fa troppo freddo, o da adulti non ci si concede di potere dedicare del tempo alle nostre passioni perché si pensa sia più saggio fare un controllo dal dottore o ci si ammazza di lavoro perché si teme di non sbarcare il lunario, ecc. Una paura che si presenta sotto le vestigia di una finta ragione e razionalità accompagnata da preoccupazioni sul futuro, da previsioni nefaste basate su fatti e ragionamenti che non riescono ad ampliare oltre allo status quo il loro orizzonte cognitivo, da estrapolazioni apparentemente ovvie e che sono sempre negative e pessimiste, finendo solo per impedire che si compia la cosa giusta da fare. Una paura che è sostenuta da una mente fisica che vede solo la materialità delle cose e dominata da oscure immaginazioni, apprensioni, trepidazioni, fantasie inflessibili ed emozioni irrazionali che in realtà non hanno causa cosciente ma prevalentemente subcosciente. Senza volere troppo enfatizzare il lato oscuro di quella parte subconscia in cui è radicata quella mente fisica, basti dire che, p.es., è da questo che nascono tutti quei film che non riescono e non vogliono vedere un'umanità futura se non in termini catastrofici ed apocalittici. Ci dichiariamo tutti pacifisti ma gli alieni non riusciamo ad immaginarceli se non come cattivissime lucertole che sono da distruggere con l'ennesima guerra planetaria. E da questo nasce anche il successo dei film horror-esoterici che sono incapaci di immaginarsi l'aldilà e i mondi spirituali se non in termini di spiriti maligni o demoni che, di nuovo più o meno inconsciamente, ci presentano un concetto del 'potere', di 'forza' legato sempre e solo al 'lato oscuro' e con cui Hollywood ha fatto la sua fortuna.

È pertanto la mente fisica limitata dalla paura che sta alla base della stagnazione di ogni progresso che altrimenti sarebbe quasi facile. Una paura che può manifestarsi sia mentalmente, che emotivamente e poi anche fisicamente. Malgrado che in superficie sia sostenuta da argomenti apparentemente molto logici e razionali, in realtà è un tipo di paura del tutto irrazionale che proviene dagli strati del cervello più reattivi, istintuali e atavici. La si riconosce sopratutto nelle argomentazioni politiche ma anche molto spesso tra scienziati e filosofi. Uno dei tratti caratteristici è l'assenza dei tempi di reazione, di formulazioni mentali (non di rado molto dotte ed accademiche) esenti da tempi di riflessione. Si sviluppa un'opinione, un argomento, un'idea o un'azione in una frazione di secondo, senza alcuna riflessione reale, e tuttavia la si riesce a giustificare con ragionamenti apparentemente molto complessi. Quando succede questo potete stare certi che quell'opinione non è vostra ma è stata preconfezionata dalla collettività ed è in realtà solo un costrutto di suggestioni a cui si è attinto al momento, solitamente per un meccanismo di difesa, e che si teneva 'nel cassetto' per l'evenienza.

In che modo la paura influisce sulla nostra salute e sul decorso di una malattia? Come descritto precedentemente, diventa chiaro che la paura è uno dei fattori principali dell'insorgenza e della cronicizzazione di disturbi e malattie. La paura non è sempre l'unica causa efficiente, ma è quasi sempre il motore e la forza principale che alimenta e fornisce energia al meccanismo responsabile del venire in essere e del mantenimento del male. La paura, in una forma più o meno cosciente, sta alla base di tutte le malattie, sia pur con modalità e con gradi diversi. Se impariamo a guardare le cose in quest'ottica ci dovremmo finalmente rendere conto come il corpo non può essere ridotto concettualmente solo ad una macchina che abbisogna occasionalmente di riparazioni. Perché medicine, trattamenti farmacologici, terapie fisiche ed operazioni chirurgiche sono l'antidoto più inefficiente e superficiale contro queste paure. Esse possono ricacciare nel subconscio delle cellule i sintomi causati da paure, ansie e malesseri di natura psicosomatica, ma si riducono ad una mera azione repressiva che alla lunga non potrà reggere. Se le paure associate all'insorgenza di un disturbo non vengono affrontate e debellate, prima o poi, in una forma o l'altra, esse causeranno altri disturbi ed altra sofferenza. Magari non lo faranno di nuovo subito, e possono anche rimanifestarsi con malattie completamente diverse, per cui non saremo nemmeno più in grado di riconoscerne il nesso ed il filo conduttore che le collega al passato, ma non per questo causeranno meno disagio e sofferenza.

L'azione della paura è subdola. Fin da bambini siamo stati condizionati da un mondo dominato dai pensieri di paura. Pensieri incoraggiati per fini commerciali (p.es. le corporazioni che fanno leva sulla nostra paura di ammalarci ed invecchiare per rifilarci falsi rimedi). Esistono paure personali, così come collettive, terrestri, globali o impersonali che non appartengono necessariamente ad un individuo ma che aleggiano incessantemente nell'atmosfera terrestre. Se ci si apre a quest'ultime esse entrano nel nostro essere e noi le scambiamo per 'la mia paura'. Ci lasciamo condizionare da una paura proiettata dall'esterno su di noi, ma che noi altrimenti non avremmo mai avuto. Eppure, in tal modo, queste paure diventano da collettive a personali e improvvisamente sentiamo un'ansia e un'apprensione senza nemmeno sapere il perché e diciamo *"la mia paura è che..."*. Si tratta quindi di discriminare e distinguere tra le prime e le seconde. Scambiare per proprie le paure altrui o dell'atmosfera terrestre è il meccanismo con cui la 'matrice' tiene in schiavitù la stragrande maggioranza dell'umanità. Pertanto, se ci apriamo alle paure e suggestioni collettive e mondiali, specialmente quelle riguardanti la salute e che così spesso vengono anche convogliate ad arte dai media sulle masse, svilupperemo più malattie, non di meno.

La paura e le preoccupazioni sono pertanto un mezzo di dominio del sistema che così manipola a piacere le masse. La classe medica non fa eccezione. Infatti, le nostre paure e preoccupazioni conferiscono ai dottori un presunto potere ed un'autorità fittizia che in realtà non hanno. Questo però li circonda di un'aura e di un'energia che in realtà è falsa. Tantissimi medici così non solo non guariscono ma anzi fanno anche ammalare i loro pazienti. Senza volere generalizzare, ma se avente una certa sensibilità avrete forse notato come tanti dottori portano con sé un'atmosfera e uno stato d'animo che ha qualcosa di antico e pesante allo stesso tempo. Emanano un vibrazione che si percepisce come un misto di potere vitale, autorità, distacco umano assieme ad una certa inflessibilità ideologica che afferma una 'tradizione' da conservare, naturalmente 'in nome della scienza'. Ed è bene che sia così. Perché la loro attuale funzione evolutiva consiste nel essere i 'guardiani della mente fisica' fino a quando l'essere umano non saprà elevarsi oltre ad una comprensione superiore.

Noi tuttavia non avremo bisogno di aspettare gli altri. Renderci conto dei nostri condizionamenti e guardare in faccia le nostre paure, è la cosa da fare dunque. Il divenire coscienti delle nostre paure irrazionali non è un segno di debolezza. Anzi, è un ottimo segno che caratterizza la maturità del nostro stato evolutivo. Sono le coscienze bambine che hanno bisogno della schiavitù della paura. Chi non ha ancora accesso al proprio mondo interiore e non è capace di guardare oltre alla propria personalità di superficie ha bisogno delle paure inconsce, a volte il terrore cosciente, per crescere e maturare. Ma per chi sa andare oltre, la presa di coscienza delle proprie paure irrazionali e la decisione di non darle retta collocandole al posto che gli spetta, indicano maturità.

Una maturità che tuttavia può portare con se anche disagi psicologici in quanto si diviene coscienti di tanti lati oscuri della nostra coscienza. Aspetti subcoscienti e non ancora elaborati dalla nostra coscienza di veglia ma che erano sempre lì, presenti dentro di noi. Ora, divenendo sempre più visibili, possono anche causare sconcerto, delusione e non di rado conducono a stati depressivi. Perché l'anima matura incomincia a vedere allo specchio di che cosa è fatta veramente la personalità di superficie. E non è sempre una cosa piacevole da vedersi. Essa è giunta ad un punto del cammino in cui è venuta l'ora di liberarsi da quelle paure che forse avevano un senso d'essere ed una funzione importante in passato, ma che ora devono essere affrontate e messe da parte. Questa è la ragione per cui a certi il proprio subconscio si presenta a volte in modo quasi improvviso alla propria coscienza. Si tratta di vecchie energie che devono essere finalmente rivelate, illuminate e trasformate. Cosa che possiamo fare solo noi stessi, certo non i farmaci e i dottori.

Molti si stanno risvegliando dal giogo dei credi religiosi strutturati e fissi, basati perlopiù non su verità universali ma su paure, dogmi e superstizioni e si stanno per avviare verso una concezione spirituale più evoluta delle dimensioni interiori e dell'essere umano. Così dovrà succedere anche per la medicina: avverrà una presa di coscienza di quanto limitata e a volte anche molto dannosa è la concezione convenzionale di una scienza puramente medico-materialista basata perlopiù sul rifiuto miope di allargare i propri orizzonti aldilà di semi-verità profondamente radicate nella paura e che ancora la condizionano.

Parlare con la coscienza del corpo

È importante coltivare una relazione che non sia solo fisica ma anche meta-fisica col corpo per comprendere che cosa sta succedendo nella propria personale situazione. Si tratta di instaurare una cooperazione dato che ogni stato fisico è individuale e differente per ognuno di noi. Solo noi possiamo veramente curare noi stessi. È importante imparare a comprendere che cosa il corpo vuole comunicarci, di che cosa ha bisogno, del perché reagisce in certe situazioni in un modo piuttosto che un altro. Di nuovo l'analogia del bambino, anzi quella di un bebè, può essere utile per chiarire.

Un bebè non può parlare, non può comunicare con noi ad un livello intellettuale. Tuttavia, può farlo su altri livelli. La madre deve imparare ad ascoltarlo al livello del Cuore vero, quello delle emozioni pure ed intuitive. Qui succede qualcosa di analogo. Il corpo non ci comunica a parole, ma a sensazioni, vibrazioni ed a livelli sottili ed intuitivi in forma di messaggi che tuttavia noi potremmo anche decifrare ed esprimere a parole per poi spiegarle, sia pur con certi limiti, ad un livello intellettivo. Si tratta dunque di cercare un contatto, un canale di comunicazione col corpo. Una comunicazione e cooperazione come quella che si potrebbe chiedere ad un amico fidato. Gli si può anche chiedere di comunicare in un modo che il nostro intelletto sia in grado di capire, ed in modo da potere venire incontro alle sue esigenze e necessità. Per capire come fare, torniamo allora ai processi basilari con cui funziona la coscienza delle cellule.

Più o meno tutti crediamo che la mente ha un potere sul nostro stato di salute. Ma poi, quando il male 'ci arriva tra capo e collo', ce lo dimentichiamo e ci comportiamo come se tutto questo non fosse più vero. E purtroppo ci portiamo poi appresso l'idea secondo cui le tecniche di suggestione possano servire solo per casi lievi, altrimenti tutto deve per forza passare per la chimica o i ferri. Ci diciamo: *"questo non è un raffreddore, è una malattia grave, altro che potere della mente"*. Ma anche questa è a sua volta una suggestione negativa che quel bambino, la nostra coscienza corporea, ascolta acriticamente.

Eppure i 'miracoli' della remissione spontanea di persone malate terminali succedono di continuo. Che cosa differenzia costoro dagli altri che invece 'non ce l'hanno fatta'? Solo la terapia o la loro biologia? Semplice 'fortuna'? Magari la 'fortuna' di avere un sistema immunitario forte o la 'coincidenza' di possedere i geni giusti? Oppure la loro salvezza fu determinata dal fatto che decisero di cambiare la loro percezione della malattia stessa e magari anche del mondo, della vita e di sé stessi?

Andremo nei dettagli via via che procederemo. Ma intanto, per capire come sia possibile entrare in contatto con la propria coscienza corporea, faccio un esempio. Il metodo si basa sul rivolgersi al proprio corpo come faremmo con un bambino. Parlagli, tranquillizzalo e digli che non deve credere nell'illusione della malattia. Tutte le cosiddette 'malattie' sono una menzogna in cui crede, non una cosa che ha o che possiede, ma un pensiero, una suggestione, una falsa credenza, una falsa concezione di cui è rimasto ipnotizzato, impaurito, praticamente schiavo. Un po' come la nostra mente a volte vede un'illusione ottica, prende paura e finisce per combinare un guaio, così la mente del nostro corpo 'vede' una 'malattia' che non esiste ma la fa venire in essere, anche se prima non c'era assolutamente nulla di tutto ciò. Se dopo un po' che gli parli (si, proprio mentalmente con le parole, in italiano o la tua madrelingua), magari un pochino lo rimproveri amorevolmente come si fa con un bimbo capriccioso che non vuole ubbidire, vedrai che ci sarà un cambiamento.

Siediti con calma per un paio di minuti (lo si può fare anche camminando per strada, mentre si fanno le cose di tutti i giorni) mentre gli fai una sorta di 'predica'. Veramente, non c'è bisogno di grandi sforzi, bastano due, tre minuti, massimo cinque. Si tratta di recitare una sorta di 'mantra di condizionamento positivo' ad una parte della nostra coscienza che ancora non conosciamo, anzi pensiamo che non possa nemmeno esistere, che invece esiste eccome, ed è capace di produrre anche effetti molto concreti. Digli qualcosa del tipo:

"Caro corpicino, perché fai così? Non vedi che non c'è alcuna ragione per spaventarsi? Quello che tu credi sia una malattia è solo un tuo pensiero di paura, è una menzogna, è una cosa falsa, un'illusione che devi dimenticare. Elimina quel malore, elimina quel tuo pensiero negativo, elimina quella paura."

Poi, a volte bisogna essere anche un po' severi, come con i bambini:

"Ti ordino di smetterla con questa pagliacciata! Ora fai il bravo e rimettiti in ordine, dimentica quella stupidaggine, hai altre cose ben più interessanti da fare che perderti in questo pantano. Ubbidisci!"

Un approccio che molti non vorranno sentirsi consigliare perché potrebbe essere percepito troppo brusco, un po' fuori luogo, è quello autoritario. Va di moda dirci "siamo tutti Uno e vogliamoci tutti bene" ma, a volte, la realtà delle cose è un pochino più complessa. L'esperienza pratica sul campo dimostra che esistono stai di coscienza che non potremo modificare solo con l'approccio amorevole. A volte va bene anche atteggiarsi come un generale che impartisce ordini che nessuno osa contraddire. La coscienza corporea ha qualcosa di puerile ma anche di ignorante e subcosciente per cui in certe occasioni ha bisogno di comandi in forma di 'shock autoritari' che mettono in chiaro chi ha il comando e qual è la direzione da prendere. Potrà sembrare incredibile, ma perfino comportarsi come il sergente Hartman nel film 'Full Metal Jacket' può andare bene (turpiloquio compreso se epurato dell'umiliazione personale). Non bisogna vederlo come una terapia 'violenta', perché la coscienza corporea non ha alcun concetto di democrazia e non si forma 'opinioni' autonome, ubbidisce solo a ciò o a chi essa considera l'autorità a cui dare ascolto.

Una volta svolto il dialogo con la coscienza corporea è poi molto importante occuparsi mentalmente d'altro. Sarebbe infatti vano pensare di convincere la coscienza fisica con un bel discorso se poi con la mente si continuasse a girare e rigirare attorno ai propri problemi di salute. Se la mente cosciente non si stacca dalle paure e le ansie che associamo ai nostri problemi di salute e ci ritorniamo sempre sopra in modo ossessivo durante l'arco della giornata, allora non ha senso pensare che la mente subcosciente possa essere de-condizionata. Se queste ansie e paure tornano e ritornano da sole non è grave, anzi è umano e normale. Ma dopo che si è tenuto un colloquio con la coscienza cellulare si deve almeno tentare di non giustificarsi e non indulgere in un eterno girotondo mentale che non farebbe altro che annullare l'effetto della suggestione positiva. Pertanto, stacca la spina!

Un altro metodo che si basa sullo stesso principio in quanto agisce sempre sulla coscienza del corpo, consiste nel 'parlare' per immagini e/o sensazioni. In caso ti trovi in uno stato di malattia e dolore, con la tua volontà del pensiero immagina il tuo corpo guarito e senza dolore, come se venisse sostituito da un altro corpo e che prende forma di un essere vivente più sano e armonioso con tutte le sensazioni di benessere connesse. 'Parla' per immagini e sensazioni alle parti del tuo corpo che vorresti avere quelle sensazioni. Manda una sensazione di amore a quelle parti del tuo corpo che necessitano di rigenerazione. Il 'parlare' per immagini e sensazioni ha una sua importanza ed è in essenza lo stesso del metodo descritto precedentemente. Solo che in questo caso si agisce al livello delle emozioni e sensazioni fisiche della coscienza corporea, mentre nel caso precedente, in cui si usa il potere del linguaggio, si agisce di più sulla mente delle cellule. I due approcci si completano l'uno con l'altro. Quest'ultimo può risultare meno potente del primo, specialmente se si soffre per i dolori. Tuttavia questo esercizio incide nella coscienza corporea una traccia, un ricordo, un messaggio che, se non agisce subito, rimane comunque nella memoria cellulare e può favorire o anche determinare il processo di guarigione quando è venuto il momento in cui la coscienza corporea potrà fare uso del 'ricordo' facendolo riaffiorare.

Sì, è vero. È tutto molto strano. E non è finita. Dopo questi esercizi, se fatti con le modalità descritte e con lo stato d'animo interiore corretto, incominceranno a farsi sentire i primi risultati. A volte persino il malore o il dolore spariscono quasi d'incanto, ma anche se dovessero esserci dei miglioramenti solo lievi, a questo punto diventa molto importante aggiungere una suggestione positiva ulteriore: ringraziare il corpo, complimentarsi con esso, incoraggiarlo a continuare in questa direzione. *"Ok, così mi piaci. Grazie per esserti calmato. Che bravo che sei .... Stai andando nella direzione giusta, è questo che devi continuare a fare"*. Ricorda che non stai parlando con una zolla di terra senza coscienza e neppure alla coscienza che percepisci essere quel tuo 'io' ma ad un altro essere semi-cosciente che per certi versi potremmo dire 'pensa', percepisce e può anche essere incoraggiato. Ringrazia quindi la coscienza del tuo corpo perché ha saputo reagire ed agire in modo appropriato. Meglio ancora se è un sincero ringraziamento che proviene dal cuore. Ringraziare la coscienza del corpo non è un ringraziare se stessi o una tecnica di autosuggestione personale ma una vera e propria comunicazione dal cuore alla coscienza delle cellule che così saranno incoraggiate al mantenere il processo di auto guarigione nel tempo.

Inizialmente ti potrà sembrare di essere deficiente parlare a 'qualcosa' o 'qualcuno' che non si vede eppure è lì nel tuo corpo. Penserai che sia ridicolo il mettersi a parlare a 'qualcosa' che siamo stati abituati considerare, appunto, solo una 'cosa', un mero pezzo di carne ed ossa, sia pur la nostra carne e le nostre ossa. Aspetta 24/48 ore e poi vedi se non c'è stato un cambiamento. Io da quando faccio così non ho più 'malattie vere' da 30 anni. Uno dei segni più distintivi sarà che ti accorgi che dimenticherai di avere avuto un certo dolore o malore, magari non ci pensi più per tutta la giornata e poi, d'improvviso, te ne ricordi e ti dici *"toh... dov'è finito quel malanno? Non me ne ricordavo più come se non l'avessi mai avuto"*. Quello è il segnale più caratteristico del cambiamento della coscienza del corpo che 'de-realizza' la malattia. Questo ti darà fiducia e ti farà diventare esperto nell'arte. Anche nell'interpretare gli avvisi del corpo, che poi imparerai a sentire arrivare dall'esterno ed a rigettare la malattia già prima che entri.

Ti sembra una cosa un po' troppo astrusa, impossibile? Non ti si chiede di credere ciecamente ma di praticarlo solo per un po'. Se poi non funziona non hai nulla da perdere! Non ci sono effetti collaterali!

Tu non sei la mente! Tu non sei il corpo!

La coscienza delle cellule del nostro corpo è condizionata non solo (e forse poi neppure così tanto come si usa credere) dalle nostre emozioni e dal nostro stato d'animo, ma anche e sopra tutto da quello che pensiamo e immaginiamo, dalle cose in cui crediamo e che diamo per scontate, dalle nostre idee catastrofiste, dalle suggestioni mentali di paura nostre ed altrui.

È per questo che non dobbiamo sottovalutare il potere delle nostre strutture mentali, i nostri sistemi di credenze e convincimenti, i nostri pregiudizi sulla salute e quelli sul mondo e sopra tutto su noi stessi. Il primo ostacolo mentale da superare è quello di imparare finalmente a rigettare quella idea secondo cui la guarigione debba arrivare dall'esterno, da una disciplina fisica, da sostanze chimiche che le case farmaceutiche vogliono propinarci così volentieri come rimedio a tutto. La guarigione arriva innanzitutto dall'interno. Lasciamo che il corpo faccia il suo lavoro!

Un aspetto da chiarire è quello della dis-identificazione dalla nostra mente. Spesso una identificazione tradita dal linguaggio stesso. P.es. spesso ci diciamo *"ho questo pensiero"*, *"continuo a ripetermi nella testa questa frase"*, *"devo convincermi di..."*, ecc. e magari facciamo esercizi di auto-suggestione allo specchio. Il punto è che, se abbiamo pensieri ricorrenti che non vorremmo, non siamo noi che ripetiamo quei pensieri e non è chi vediamo allo specchio che debba essere convinto. Si tende a fare questo errore perché rimaniamo convinti che il nostro vero Sé e la mente sono la stessa cosa. Se, anche solo inconsciamente, pensi che questi pensieri siano 'tuoi' e riflettano una qualche cosa della tua natura essenziale, la mente si identifica con la suggestione e la credenza erronea e pertanto continuerà a ripeterla. Se invece guardi ai capricci della mente non come un difetto di 'te', di quel 'io' ma come ad una cosa, o meglio una 'persona', esterna a quel 'me' che senti di essere, questo farà la differenza.

Lo stesso vale per il corpo. In fondo abbiamo una concezione del corpo schizofrenica. Consideriamo il nostro corpo come quel 'io', quel 'noi stessi', ed indichiamo al nostro corpo per identificarci ed allo stesso tempo lo trattiamo come se fosse solo una 'cosa' altra da noi. Non è totalmente contraddittorio? È questa contraddizione inconscia che il nostro corpo vive costantemente e per questo sviluppa i sintomi più strani. È per questo che si producono tutti quei effetti e problemi così spiacevoli, ma la cui origine rimane un mistero. Considera il tuo corpo non come una cosa, ma allo stesso tempo neanche te stesso. Consideralo invece come un'altra persona. Infatti lo è, in un certo senso, avendo una coscienza ed una individualità sua propria semi-indipendente. Perciò è necessario comunicare con lui proprio come si cerca di parlare e convincere un'altra persona. Un po' come si fa con i bambini. Dovremmo infatti considerarlo né come noi stessi, né come una cosa, ma un'altra persona con cui possiamo comunicare e parlare. Una persona che è altra da noi stessi ma che ha una coscienza, ed anche una sorta di 'opinione' sul che cosa sia la salute, che cosa sia sano o pericoloso, ecc., e che possiamo convincere ad altri stati di coscienza e quindi ad altri stati fisici e di salute.

Quando ti appare il pensiero *"mi sto ammalando"* vedilo come il pensiero che emerge da qualcun'altro, come se te lo dicesse un'altra persona esterna. E tu rispondi (con calma, senza rabbia o tensione emotiva, ma con convinzione): *"non c'è nessun male, smettila di farneticare, basta con queste stupidaggini, ecc."*. Parla in seconda persona, cioè non sei tu che lo stai dicendo a te stesso, ma tu alla mente meccanica di qualcun'altro che è altro da te. E poi ignorala senza combatterla, senza rispondervi emotivamente e senza cercare di psicoanalizzarla (conoscerne i motivi non è necessario). Se riesci a dis-identificarti in questo modo la suggestione di malattia potrà anche ritornare alla carica per un po' ma alla lunga, come una trottola che perde energia per attrito, sarà costretta a mollare la presa gradualmente, e infine il pensiero compulsivo sparirà.

Una tecnica che si dimostra essere molto utile consiste anche nell'immaginare l'avvenuta guarigione o l'immaginare lo stato di salute di una parte del corpo. P.es. se siamo affetti da un mal di schiena cronico, l'imprimere nella coscienza cellulare il ricordo, la sensazione e la convinzione di una schiena senza sintomi di dolori ed in perfetta salute può aiutare. Una breve concentrazione di cinque minuti due volte al giorno nell'pensare e richiamare alla mente le sensazioni di benessere e di salute di quella parte che attualmente non ci fa sentire bene e in salute, può servire allo scopo. Non dovrebbe essere difficile comprendere il perché. Per la coscienza fisica non esiste separazione tra ciò che crediamo, pensiamo ed immaginiamo da quello che è reale. Il solo fatto di immaginare qualche cosa la può condizionare ad assumere un determinato stato che riflette quell'immagine. Concentrarsi sull'immagine di una parte del nostro corpo come guarita, oppure la sensazione di salute di tutto il corpo è un mezzo di forte suggestione e condizionamento positivo. Non deve essere solo un fatto pensato con la mente ma un processo che si rifà anche alle sensazioni e di salute e benessere. Si tratta di ricordare e anche sentire e percepire fisicamente ed emotivamente come se ci si sentisse guariti ed in uno stato di benessere. Il pensare assieme al sentire la guarigione è un potente mezzo d'azione interiore e mentale che può diventare un fattore determinante. Naturalmente non dobbiamo dimenticare che vale anche il viceversa. I nostri pensieri, le immagini e le sensazioni negative suggeriscono alla coscienza fisica di porsi in uno stato di malattia. Il fenomeno è del tutto identico, eccetto il fatto che si procede in direzioni opposte.

Spesso poi i cosiddetti 'nostri pensieri' non sono affatto nostri e nemmeno della coscienza corporea ma provengono dall'esterno, dalle cose che ci hanno detto o anche solo velatamente suggerito, magari inconsciamente, e poi noi continuiamo a ripeterle nella nostra testa senza renderci conto che non è farina del sacco nostro. Questa è la ragione per cui si deve dare importanza alle suggestioni ed i condizionamenti di cui abbiamo parlato. Dobbiamo quindi dis-identificarci dalla mente e dalla mente corporea e vederla come un meccanismo esterno alla nostra vera essenza, come un vestito che non sempre è pulito come vorremmo, ma che comunque non ha nulla a che fare con quel 'io', quel 'me' ed allo stesso tempo ha una sua dignità e merita rispetto perché è qualcosa di semicosciente e senziente.

Divenire coscienti delle suggestioni e le paure

Ora, proviamo a pensarci bene. Senza che ce ne rendiamo conto, siamo continuamente bombardati da suggestioni di condizionamenti fisici, cioè delle idee sul che cosa dobbiamo e non dobbiamo fare per rimanere sani, dalle ansie, i dubbi ed i timori di amici e parenti che temono per la propria e altrui salute, dai consigli di dottori che ci dicono che cosa fa bene e cosa male. È un incessante turbinio di suggestioni e condizionamenti quasi incontrollabile a cui il nostro corpo, o meglio la sua coscienza, sono sottoposti in modo pressoché costante. Non chiedo di credermi sulla parola, ma di provare a vedere se non è vera la seguente affermazione: *"La causa primaria della malattia non sono i virus, gli agenti patogeni, i difetti genetici o fisici e nemmeno il nostro stato d'animo, ma è la nostra concezione mentale sul come vengono in essere le malattie"*. Se crediamo che la salute dipende da fattori solo fisici, ci ammaleremo molto facilmente al variare delle condizioni fisiche nostre o dell'ambiente. Se abbiamo paura di prenderci un cancro sarà più probabile che avverrà. Se un valore sballato negli esami clinici ci scatena il panico, il male è praticamente già realizzato. Un dottor che dice al paziente "si goda la vita perché le rimangono pochi mesi", praticamente gli legge la sentenza di morte e manda una suggestione terminale, quasi criminale.

Bisogna comprendere che la mente del corpo non sa distinguere tra finzione e realtà, tra quel che suggerisce un pensiero e il dato di fatto oggettivo, tra un film che ci proiettiamo mentalmente e l'inesistenza delle cose contenute in quel film. Se scambiassimo un film proiettato sullo schermo di tela di un cinema per la realtà, anche la coscienza del corpo farà lo stesso. Per la coscienza del corpo tutto quel che riceve sotto forma di false convinzioni è vero, anche se noi razionalmente sappiamo benissimo che non è così. Il raziocinio da solo non basta, perché il minimo dubbio, manterrà reale l'irreale. Ragione per la quale non va bene pensare e nemmeno parlare di malattie con gli altri, fatta eccezione per quelle poche persone che capiscono veramente e sentiamo di essere di conforto reale (oppure eventualmente del proprio medico). Stare a rimuginare sui propri mali, controllare costantemente se tal malore è ancora presente, o peggio ascoltare e parlare di tristi storie di malattie e di morte con altre persone rinforza le suggestioni negative. Pensa ad altro! Fai una passeggiata, fai da mangiare, vai a vederti un bel film (senza scambiarlo per reale e possibilmente non horror e che non sia ambientato in ospedali), ma non fare girare la mente su pensieri di salute e malattia.

Inoltre, quando ci ammaliamo, in modo particolare quando siamo colpiti da una malattia grave o inusuale, tendiamo a fissarci con la mente su di essa. C'è chi ha un disperato bisogno di parlarne in continuazione con chiunque, chi invece si mette a studiare in modo ossessivo le cause ed i sintomi del male, altri invece chiamano ininterrottamente il dottore per chiarificazioni ed in cerca di rassicurazioni (e magari tranquillanti), oppure c'è chi rimane compulsivamente concentrato col pensiero su tutti i dolorini, sintomi e così via. Ognuno ha il suo modo esagerato di fissare la propria mente sul malanno che gli è capitato, ma non si rende conto che così non sta facendo altro che cristallizzarlo. L'attenzione ossessiva alla malattia è un atteggiamento mentale che la coscienza fisica non mancherà di notare. Chi rimane fisso con i propri pensieri sullo stato di salute e sulle paure delle conseguenze della malattia, contribuisce inconsciamente a rinforzarla anche nella mente cellulare. Uno dei pericoli maggiori di tale atteggiamento non è solo il ritardo della guarigione ma anzi che diventiamo noi stessi la causa per cui trasformiamo un malore passeggero in una malattia cronica!

Per fortuna vale anche il contrario. Se non ci facciamo prendere dal panico e facciamo spallucce alle condizioni fisiche o ambientali sfavorevoli, ecco che ci accorgeremo come la nostra salute improvvisamente sembra essere diventata più solida, quasi immune (sempre che non abbiamo cronicizzato l'abitudine ad ammalarci e non ci chiediamo *"ma come, è da un pezzo che non sto più male, non mi sono ancora ammalato?"*).

Se siamo già dentro ad una malattia la possiamo riportare entro gli argini ed anche 'de-realizzarla', cambiando le nostre opinioni su quella stessa malattia. P.es., se abbiamo una malattia collettivamente ritenuta gravissima, tipo un cancro, ma incominciamo a parlare al nostro corpo e finalmente la smettiamo di dare retta alle suggestioni e paure nostre, altrui e dei dottori, quel cancro ha ottime possibilità di remissione. Un modo per farlo indirettamente potrebbe essere quello di vivere la giornata come se il male non esistesse. Fai progetti per un futuro lontano, ridefinisci il senso della tua vita per i prossimi decenni oppure impegnati in un progetto pluriennale. Chiediti anche che cosa vorrai fare dopo la guarigione. Pochi ci pensano, eppure dovrebbe essere parte integrante della terapia. Ovvero fai cose che un malato terminale non oserebbe neanche pensare di fare. Questo atteggiamento interiore e mentale è capace di mandare un messaggio chiaro e forte alla coscienza corporea che incomincerà ad dis-identificarsi da una immagine di morte e tenderà a riprogrammare la sua identità ad una immagine di vita ancora lunga e prospera.

Oppure, facciamo un esempio meno drammatico. Se hai dei figli è naturale che tu prenda delle precauzioni affinché crescano sani. È ben giusto dargli cibo sano, fargli fare attività sportiva, coprirli quando fa freddo, ecc. Ma non gettargli addosso le tue fissazioni e manie salutiste! Se hanno preso un colpo di freddo non proiettare sulla loro coscienza fisica la tua preoccupazione che possano buscarsi il febbrone. Se il bambino si è messo le mani sporche in bocca, non farne un dramma. Il nostro organismo non è una campana di vetro. A meno che non siamo noi a trattarlo come tale per cui lui si comporterà come tale.

Il vivere sani e prendere tutte le precauzioni per non ammalarsi va bene fino a quando non si oltrepassa un semplice limite: quello della paura. Non c'è prevenzione più inutile di quella del vivere sani per paura. Le abitudini salutiste vanno seguite per una questione di buon senso, ma se ci sono degli elementi d'ansia con in sottofondo sempre il fantasma della malattia, questi verranno incisi nella coscienza del nostro corpo. E alla prima occasione il corpo non mancherà di manifestarli. È questa la vera ragione per cui molti che hanno condotto un'esistenza che poteva sembrare l'esempio perfetto di una vita che si atteneva a tutti i crismi salutistici sono invece morti giovani stroncati da qualche malattia devastante. Viceversa, la ragione per cui altri, malgrado uno stile di vita non esemplare (p.es. fumando e bevendo alcolici per tutta la vita) sono diventati ultracentenari (magari proprio quei casi che la medicina moderna oggi studia con stupore), è che non si sono fatti prendere da paure e ansie senza dare un'eccessiva importanza ai malanni che tutti prima o poi abbiamo ed allo stesso tempo si sono sempre tenuti attivi con progetti, passioni ed obbiettivi di vita.

Altro esempio che mi è capitato personalmente. Stavo aspettando nella sala d'aspetto di uno studio medico il mio turno (io non avevo nulla, avevo solo bisogno di un certificato di buona salute per motivi di lavoro). Assieme ad altri c'era una giovane ragazza che tossiva in continuazione, ogni trenta secondi. Dal tipo della tosse capii che non era nulla di grave (dal suono si sente perfino quanto è irreale e quanto una reazione abitudinaria dell'organismo, come un tic nervoso). Le chiesi che cosa avesse. *"Una tosse terribile da quattro giorni. Ho bisogno di antibiotici"*, rispose. Cercai di farle capire che quattro giorni non sono poi così tanti e che con gli antibiotici è meglio andarci piano, meglio lasciare al medico la decisione senza imporgli la cura. Ma lei sperava che il medico gli prescrivesse degli antibiotici. Dopo un po' si è messa a leggere una delle tipiche riviste da gossip che si trovano in tutti gli studi medici, parrucchieri, ecc. Rimase immersa nella lettura almeno un quarto d'ora. In quel lasso di tempo non tossì più una sola volta. La mente era concentrata altrove, si era dimenticata di avere una presunta malattia. Ma il medico le prescrisse l'antibiotico e lei se ne andò sorridente. Forse è meglio così, se avesse continuato a credere così ostinatamente nella sua malattia immaginaria probabilmente l'avrebbe fatta venire in essere realmente. Così almeno avrà avuto una 'stampella mentale' per guarire. Ma se avesse compreso, o anche solo dato una chance all'ipotesi, che la sua tosse potesse essere immaginaria o anche solo parzialmente indotta dalla sua convinzione, sarebbe guarita lo stesso senza chimica. Intanto l'Organizzazione Mondiale per la Sanità lancia l'allarme: a causa dell'abuso che se ne è fatto da quasi un secolo, la resistenza agli antibiotici è in crescita esponenziale (l'Italia al quinto posto su 133 nazioni) e presto il mondo potrebbe ritornare all'era pre-antibiotica.

Il filo che lega questi casi è l'idea di fondo sbagliata di credere che i sintomi fisici che presentiamo siano sempre e comunque da ricondurre a fattori fisici, ovvero è in fondo sempre quell'idea secondo cui pensiamo che il nostro organismo sia solo una macchina. L'idea corretta è quella di renderci conto finalmente che il corpo è una struttura pensante e con una mente e coscienza propria che risente delle paure e dei condizionamenti nostri ed altrui.

È quindi molto importante dis-identificarsi dalla mente ed il non credere nelle suggestioni e credenze erronee della gente che dice che dovremmo fare così o cosà altrimenti staremo malissimo. Non dovremmo prendere paura se c'è qualche dolorino o valore sballato negli esami clinici, così come non rimanere subito terrorizzati da un piccolo strano bernoccolo da qualche parte. Smettiamo di pensare con ansia che cosa possa significare questo o quel sintomo, ecc. E poi, certo, mangiare sano, fare attività fisica, una corretta igiene sono tutte cose importantissime, ma *"non facciamone una malattia"*. In tutti i sensi della parola. Il nostro linguaggio tradisce una saggezza inconsapevole. Non basare la salute su nessun atteggiamento di apprensione, perché i pensieri di paura sono il peggior veleno per il nostro corpo! Stessa cosa per le medicine ed i medici. Ascoltali e segui le loro cure, ma non farci caso più di tanto, in realtà, anche se non lo sanno, anche loro ci guariscono molto di più col Cuore piuttosto che con i farmaci o ammalano con le suggestioni che ci trasmettono.

E ricorda che il corpo non ha da guarire, non gli chiedere di guarire perché non sa nemmeno che cosa possa volere dire. Per lui non esiste la 'malattia' ma solo uno 'stato d'essere' che crede di dovere assumere a causa della suggestione, o per una qualche altra ragione. Per la coscienza materiale la 'malattia' non è la presenza di un male, ma l'assenza di un ricordo di benessere. Chiedigli soltanto che non creda all'illusione, alla menzogna, che lasci andare lo stato d'ipnosi. E lasciagli fare quello che sa già fare perfettamente senza che noi dobbiamo costantemente imporre delle indicazioni o degli stimoli esterni.

Fatalismi e lotte

Per fare qualche ulteriore esempio potremmo parlare di quelle suggestioni e idee che provengono da un inconscio fatalismo disfattista che condiziona praticamente tutta la nostra cultura da sempre. Un disfattismo che è entrato nelle cellule del corpo da millenni.

P.es., sentiamo dire che una malattia è gravissima che concede poche chance di sopravvivenza? Incominciamo allora a renderci conto che per lo più questo è vero prima di tutto per il pensiero che accompagna quella malattia, cioè che è 'gravissima' e che abbiamo poche probabilità di cavarcela. Così è e così rimane. L'ha detto il tal scienziato, la scienza, ci sono le prove. La morte è sicura ed irreversibile. Punto. Inutile resistere. La mente subcosciente è stata così immediatamente programmata, come se non ci fosse possibilità di appello.

Potrebbe essere che invece le cose siano un pochino meno in bianco e nero se ammettessimo che quella mente subcosciente non venisse marchiata a fuoco in questa maniera? Potrebbe cambiare qualcosa? Non resta che provare.

Allora proviamo a fare spallucce e dire al nostro corpo, alla nostra mente, alle nostre emozioni, che nulla è impossibile e che il concetto di 'gravità' è un concetto relativo che sta solo nella nostra mente ed in quella cellulare.

"Smettila di credere in tutte quelle suggestioni e false convinzioni sulla gravità della malattia! Tu de-programmala, eliminala e non mi seccare. Niente è 'grave', nulla è impossibile. Tu smettila nel crogiolarti in quel male e ritorna in te! Sei già sano, adesso ed ora. Te lo sei solo dimenticato. Abbiamo ben altre cose più importanti da fare. Non ho tempo per morire!"

Questo è il messaggio che dobbiamo comunicare alla coscienza cellulare corporea.

Altro pensiero negativo che permea completamente la nostra atmosfera è quella che ci sussurra in continuazione come le malattie arrivano imprevedibili, dei fulmini a ciel sereno, prima o poi tocca a tutti e sono inevitabili a prescindere da quel che facciamo e crediamo. In poche parole, noi non siamo altro che dei burattini alla mercé delle forze della natura, delle povere vittime. Ma anche questa è una suggestione che a sua volta agisce sul corpo. E come? Rendendo la cosa assolutamente vera, così che quando ci ammaliamo noi ci potremo dire: *"ecco, vedi? L'avevo detto io...."*. Di nuovo, quasi ci congratuliamo per averlo previsto. Tutto ciò prova quanto la nostra ignoranza mentale sa essere subdola e trasformare una falsità in una apparente realtà molto concreta e tangibile.

I pensieri disfattisti stanno alla base del meccanismo inconscio che ci taglia le fonti primarie dell'energia psicologica che è così importante per mantenere o riconquistare la salute. Sono questi pensieri disfattisti che impediscono spesso di elevarci da una vita meccanica e grigia verso stati di esistenza superiori. La maggior parte delle persone considerano sé stesse sconfitte già prima di incominciare a considerare altre vie d'uscita. Questo modo di pensare si basa nuovamente sull'idea, più o meno consapevole, che il corpo non sia altro che un meccanismo inerte. Se si rompe non ci possiamo fare niente, è un ingranaggio che si è inceppato e dobbiamo portarlo dal meccanico, ovvero dal medico (allopatico o alternativo che sia). Automaticamente ci posizioniamo interiormente in uno stato di passività che delega ad altri la soluzione dei nostri problemi. Problemi, che potrebbero diventare dei falsi problemi, se riconoscessimo come possiamo essere attivi e pro-attivi tramite una riprogrammazione di questi pensieri che consideriamo del tutto ovvi quando invece sono assolutamente negativi e alla fonte del blocco di un più vasto processo di autoguarigione.

Questo modo di pensare passivo e meccanicistico è profondamente radicato nella nostra cultura e quindi anche nelle nostre cellule, che di conseguenza si comporteranno in modo meccanico appunto, anche se non ne avrebbero alcun bisogno. È questa idea di meccanicità della salute e di un organismo che deve essere dato in prestito ad un dottore o chirurgo per guarire, che poi ci induce a parlare di 'sfortuna', del destino crudele che ci ha fatti ammalare nel momento meno opportuno. Non ci sfiora nemmeno il pensiero che noi avevamo già posto a priori le condizioni cellulari per cui tutto ciò venisse in essere, anzi è quasi un miracolo che non siamo permanentemente malati. Quel fatalismo che pensa che il nostro stato fisico dipenda in ultima analisi da fattori non controllabili, pensando che sia tutto ineluttabile e che non ci possiamo fare nulla, è l'agente patogeno peggiore di tutti, è il pensiero base che rende inevitabile ciò che in realtà sarebbe potuto essere perfettamente evitabile.

Mi è capitato personalmente di trovarmi davanti a dei casi dove con stupore dovevo assistere a quelle scene incredibili in cui era il malato terminale a dovere consolare i parenti e gli amici che aveva attorno piuttosto che il contrario. Una cosa del genere è una assurda crudeltà perpetrata dalle persone sui malati. Perché non c'è peggiore formazione che si possa scaricare addosso al corpo di un malato, oltre che alla sua psiche, quello di confermargli la disperazione, l'ineluttabilità, la mancanza di speranza. Il corpo, la sua coscienza, la mente delle cellule sente queste suggestioni ed idee fasulle e ne rimarrà letteralmente ipnotizzata perpetrando il male all'infinito, fino alla morte. Potremmo quasi dire che è una sorta di 'magia nera' inconsapevole fatta in buona fede, ma ciò non toglie che possa avere delle conseguenze devastanti. Se vogliamo dare una mano a chi soffre d'ora in poi sarà bene tenerne conto e regolarsi di conseguenza.

Anche l'uso del linguaggio è spesso eloquente ma lascia tracce nelle cellule. P.es., chi è affetto dai tumori parla spesso di "bestiaccia". Terminologia emotivamente comprensibile ma che a livello inconscio trasmette al corpo il seguente messaggio: *"è una bestia feroce pericolosissima che ti sta uccidendo, tanto forte che hai ben poche possibilità di vincere"*. Di nuovo, la coscienza cellulare ne rimane ipnotizzata e allora..., Forse penseremo che la terminologia sia un dettaglio inessenziale, ma non lo è per il nostro corpo. Non è in grado di distinguere tra ciò che diciamo, pensiamo e facciamo e la realtà delle cose. Per la coscienza corporea tutto ciò che spensiamo è vero. E allora chiamiamo le cose semplicemente per il loro nome, p.es. "tumore", senza epiteti e basta. Perché anche questi epiteti in realtà sono la manifestazione più o meno consapevole di un fatalismo disfattista che d'ora in poi dobbiamo lasciarci dietro una volta per tutte. Altrimenti, non faremo altro che rinforzare ciò che in realtà è solo fittizio, una bugia, una menzogna, una falsità.

Inoltre, sarebbe anche sbagliato vivere la malattia come una lotta, un combattimento, una sfida lanciata dall'impero del male contro cui siamo obbligati a sferrare battaglia. Spesso si sente dire che qualcuno ha vinto o ha perso la sua battaglia contro la malattia. *"Tieni duro! Combatti!"*, è il consiglio ed un'altra suggestione, che viene da tante, troppe parti. Eppure, spesso si guarisce proprio nel momento in cui si rinuncia alla lotta e si accetta il male per un segnale, un indicatore, un maestro. Come si sol dire 'non tutto il male vien per nuocere'. Quindi, non tutto ciò che è negativo è male. Gli eventi negativi dovrebbero essere sempre presi come sprone per dirigerci in una nuova direzione. La negatività dovremmo vederla come un insegnamento sul dove siamo, dove stiamo andando e sul dove invece dovremmo andare. Dimenarsi spendendo energie cercando disperatamente nuove cure e praticando tutte le terapie possibili può solo peggiorare le cose. Ritrovare il proprio centro, rilassandosi senza concepire la ricerca della salute come un'eterna lotta contro la malattia sarebbe invece più urgente. È molto più importante ritrovare la pace dentro sé stessi e con gli altri, piuttosto che calarsi in uno stato di perenne allerta contro un nemico vero o presunto.

Il potere della certezza

Il metodo di autoguarigione qui proposto è essenzialmente facile, quasi di una semplicità infantile. Non solo, ma è anche efficace con qualsiasi malattia, anche con quelle che pensiamo essere le più 'gravi'. In principio non esiste malattia che non possa essere guarita. Allo stesso tempo anche il più piccolo dei disturbi è potenzialmente letale. Se fossimo stati educati a credere che un banale raffreddore possa essere mortale, molti sarebbero morti per questo. Perché tutto dipende dal nostro stato interiore e da quel che crediamo e dal come lasciamo che la coscienza del corpo venga condizionata.

Eppure, per la maggior parte di noi non è sempre così facile convincersi che anche la peggiore delle malattie possa risolversi perché siamo stati talmente condizionati dalle false idee, credenze e suggestioni collettive fin da bambini che poi diventa difficile scrollarci di dosso. Siamo stati condizionati fin dalla tenera età con suggestioni collettive, paure genitoriali e condizionamenti dei medici per cui, una volta raggiunta l'età adulta, il nostro modo di concepire e percepire la salute è ormai letteralmente stato pervertito e il subconscio mentale e delle cellule è stato talmente programmato da rendere la de-programmazione ed un ritorno al suo stato naturale un processo lungo e faticoso. Eppure, per sua natura si tratta di un movimento interiore molto semplice. Un po' come avere dimenticato come camminare. Un'attività che, in effetti, ha una sua complessità, eppure ci sembra facile e naturale se l'abbiamo acquisita dall'infanzia.

Un modo con cui si esplicita questa difficoltà è il nostro attaccamento alle certezze esteriori. In particolare la mente intellettuale ha sempre un bisogno permanente di andare in cerca delle cause materiali di tutto. Abbiamo un raffreddore? Bisogna trovare il virus. Ci siamo buscati il febbrone? È stato certamente il freddo di ieri. Abbiamo il diabete? È il tal gene, la tal molecola. L'emicrania? Sta tutto nella chimica dei neuroni. Spesso si leggono annunci mirabolanti sui giornali di presunte scoperte rivoluzionarie che chiarirebbero la causa fisica, chimica, genetica e molecolare di una malattia. Ma quando si va a vedere meglio, p.es. leggendo direttamente l'articolo scientifico, quasi sempre si scopre che si tratta di indizi molto meno solidi di quello che si vuole fare credere. In genere poi non se ne sente più parlare. Inoltre, anche una volta scoperto un principio materiale che sta alla base di una certa malattia, nella maggior parte dei casi questo non implica che si sappia come si possa produrre il farmaco o realizzare una terapia per guarirla. La mera conoscenza materiale delle cause (vere o presunte) di un malanno raramente hanno guarito.

Eppure la nostra mente fisica e analitica ha un bisogno quasi incontrollabile nell'appigliarsi alle spiegazioni materiali. Prima vogliamo la spiegazione fisica, poi saremo disposti a credere. Forse. Vogliamo a tutti i costi vedere l'effetto di superficie per poterlo scambiare per la causa ultima. Ne abbiamo ancora bisogno come stampella. Prima vogliamo scoprire il meccanismo molecolare, bio-chimico, neurale e genetico, solo poi saremo soddisfatti e penseremo *"ora ho capito"*. In realtà così, non solo non abbiamo capito le cause vere ed il vero principio di causa ed effetto ma, cosa ben più grave, ci precludiamo la possibilità di guarire con la coscienza. L'unica guarigione che può sradicare la causa vera oltre che la sua manifestazione fisica di superficie a cui ci avvinghiamo così tenacemente.

Purtroppo, o per fortuna, il metodo di guarigione con la coscienza del corpo non funziona così. Per la semplice ragione che le cause profonde di quello che chiamiamo 'malattia' non stanno al livello materiale. Non stanno nelle cellule, ma nella coscienza delle cellule e nei nostri processi mentali subconsci.

Eppure non ne siamo convinti. Questo, perché abbiamo perso quella certezza che crede di potere guarire da sola, quei sogni infantili in cui pensavamo di essere immortali, quel senso di sicurezza con cui i bambini affrontano i malanni pensando che sia una cosa da niente. Il problema è che da bambini avevamo ragione e ora, da adulti, torto marcio! Se non ci fosse stato sempre quel pessimismo che ci è stato travasato nelle teste, avremmo conservato anche da adulti un naturale e spontaneo potere di autoguarigione. È quello stato che dovremmo ritrovare e ristabilire. L'autoguarigione quindi, specialmente se si ha subito fin dall'infanzia influssi negativi (cioè quasi tutti noi), perché sia veramente efficace deve raggiungere un alto livello di certezza, fede e confidenza che il corpo può guarire, anzi che in realtà non si è mai ammalato.

Per fare un'analogia delle difficoltà non tecniche ma subcoscienti che si incontrano nel mettere in pratica questo metodo, si potrebbe citare p.es. il caso di quelle persone che sono nate in un contesto molto religioso e che fin dall'infanzia vennero condizionate dalla paura dell'inferno e del diavolo. Dopo anni di suggestioni con cui sono stati torturati fin da bambini dalla paura della pena eterna, quando raggiungono un'età di maturità intellettuale capiscono quanto siano stati suggestionati da queste presunte angosce ultra-terrene. Eppure, malgrado che a livello razionale vogliano distanziarsi da certe convinzioni religiose, dentro di loro, qualcosa nel loro essere subconscio rimane nel dubbio e vive ancora nella paura di punizioni divine. Quella certezza che non esista un Dio che punisce con pene eterne, ancora non è stata raggiunta. Ed è comprensibile poiché si tratta di questioni metafisiche che non possono essere né confermate né smentite al livello intellettuale e fisico-materiale. Si possono conoscere solo con una certezza interiore anziché esteriore. Fino a quando la mente pretende certezze esteriori non uscirà dal circolo vizioso.

Difficile è quindi cambiare noi stessi visto l'indottrinamento che abbiamo subito, ma non è impossibile. Si tratta di ritornare allo stato naturale in cui si trovano i bambini, quello in cui si crede che guarire sia una cosa veloce e naturale, quasi auto evidente. Perché lo è. È una cosa ovvia in sé stessa. Sono le credenze che ci sono state gettate addosso dopo che ci hanno fatto uscire da quello stato di naturalità, bellezza interiore e certezza che poi ci fa ammalare o fa permanere il male.

Magari sorge l'obiezione che in fin dei conti anche i bambini si ammalano. Perfino i neonati possono essere affetti dalle più gravi malattie. Naturalmente esistono anche altre cause, anche molto fisiche (altri aggiungerebbero anche quelle 'karmiche'), ma quanto si ammalerebbero i bambini se non fossero costantemente sottoposti alle vibrazioni di paura ed ansia dei genitori, degli ospedali e delle persone che gli stanno attorno? Chi scrive non può vantare statistiche scientifiche al proposito (sarebbe anche impossibile produrle). Tuttavia, quando si diventa coscienti di come i condizionamenti subconsci degli altri incidono sulla nostra salute, non è difficile rendersi conto che la maggior parte dei problemi proviene dall'esterno, non dal corpicino stesso di un bimbo che è continuamente bombardato da dubbi, incertezze e paure esterne.

L'ostacolo iniziale è dunque quello di riuscire ad eliminare gli elementi di incertezza e dubbio che la mente fisica instaura quando si tenta questo approccio le prime volte. *"Sarà vero?"*. *"Veramente le malattie possono essere de-realizzate con un semplice cambiamento della coscienza del corpo?"*. *"Non sarà tutto un po' troppo semplicistico?"*. E allora incominciamo a dire *"vabeh... non sono sicuro, ma provo..."*. E quel 'provare' è sufficiente per farci ricadere nel solito circolo vizioso. Perché l'idea stessa del 'provare' implica un'insicurezza, un dubbio. Peccato che nulla sfugge alla coscienza delle cellule e che si regoleranno di conseguenza. Queste sono le domande e gli atteggiamenti che sorgono spontaneamente, e sono pur legittimi, ma mettono i bastoni tra le ruote e devono essere sostituite con la certezza incrollabile che

"il corpo si è fatto condizionare per un momento, ma tra poco si risveglierà al suo stato naturale", *"la mente delle cellule sa che sono divine ed immortali, qualsiasi male può essere de-realizzato"*, *"io so che tutto questo è una farsa della coscienza corporea, presto tutto si sistemerà"*, *"tutte le malattie sono menzogne, illusioni, sogni della coscienza del corpo"*, *"illusioni come quelle di chi scambia una corda per un serpente, un'ombra per un muro impenetrabile"*.

Non basterà ripetere queste frasi come un mantra, anzi non è neppure necessario. Si tratta di sapere e realizzare interiormente con una certezza incrollabile che così stanno le cose. E, se non funziona subito, dovrà sorgere immediatamente la certezza che è solo una questione di tempo. Se4nza dubbi, senza esitazioni. Allora il Potere, la Forza, l?Energia potrà finalmente trovare tutte le porte aperte ed agire come deve.

Fino a quando invece saremo solo razionalmente certi di queste cose ma non anche interiormente, quel potere potrà agire lo stesso, ma non potrà muoversi oltre certi confini. Dobbiamo sostituire la necessità di certezze esteriori e spiegazioni razionali con una certezza interiore che per sua stessa natura sa per certo come stanno le cose senza necessariamente sentire la necessità di appigliarsi ad elementi esterni. È quella 'vocina' interiore ed intuitiva a cui dobbiamo dare ascolto e che spesso ci dice che cosa sia giusto o sbagliato fare malgrado il raziocinio e le evidenze materiali abbiano consigliato il contrario. Se riusciamo a fidarci di quella voce interiore senza lasciarci condizionare dagli avvenimenti e condizionamenti esteriori, allora abbiamo il processo ed il decorso della malattia in pugno.

In sintesi, l'esperienza insegna che a volte le soluzioni più semplici sono quelle più efficaci (anche se il processo biofisico e metafisico che avviene nel nostro corpo è probabilmente uno dei più complessi fenomeni nell'universo). Ma qui si parla di un metodo in cui le forze di autoguarigione non agiranno efficacemente se si instaura anche il più piccolo elemento di dubbio. Questo è il problema e l'ostacolo psicologico maggiore da superare inizialmente. Il punto è che la mente delle cellule è la cosa più suggestionabile che esista. Un'esitazione, un'incertezza, una mancanza di una certezza può completamente ribaltare la situazione. Se la coscienza fisica intercetta il dubbio si metterà di conseguenza in uno stato di dubbio sulle sue capacità di cambiamento essa stessa.

Eppure, il bello di tutto ciò è che è vero anche il contrario! Se la nostra mente fin nel suo essere più interiore, e pertanto di riflesso la mente delle cellule, crede veramente di potere guarire e che la nostra sofferenza nasce da una illusione nella coscienza del corpo e crede, per così dire, nel 'miracolo', ecco che tutto si ribalta, il miracolo avviene con una semplicità e facilità disarmanti. Si tratta di un Potere che diventa enorme, una volta che acquisiamo la certezza e quella fede incrollabile che le cose stanno proprio così.

È necessario quindi che prima acquisisci gli elementi essenziali del metodo, p.es. rileggendo più volte questo testo e cercando di entrare nello spirito e nell'essenza che lo caratterizza. Ragione per la quale l'autore è volutamente ripetitivo nell'enfatizzare certi aspetti, dato che si cerca di convogliare attraverso parole scritte e l'intelletto qualcosa che è non-intellettuale e immateriale.

Poi, la prima cosa da fare, è cercare di mettersi in una posizione mentale ed emozionale che si riconnette a quello stato di certezza interiore ed elimini qualsiasi scetticismo. Questo non perché ti si chieda una fede cieca ma perché altrimenti il potere d'azione del metodo ne verrebbe grandemente limitato. Al contrario si tratta di esperimentare e vedere direttamente senza credenze, religioni, filosofie o idee altrui. Un esperimento obbiettivo, scientifico, diretto e personale che ci conferma tramite un'esperienza vissuta la realtà delle cose. Una volta che vedrai agire la Forza avrai la prova della verità ed efficacia del metodo e potrai così rinforzare la certezza e quindi anche il tuo potere di autoguarigione. Si tratta di sostituire un circolo vizioso con un circolo virtuoso. Questa è forse la parte iniziale più difficile ma necessaria dove all'inizio ci si deve esercitare di più se si vuole progredire lungo questo cammino. Mirra Alfassa ha descritto bene tutto ciò. [Alfassa(2)]

Porsi nello stato naturale

Se hai imparato ad ascoltare la coscienza del corpo avrai a questo punto anche la facoltà di porre il tuo corpo in uno stato naturale che gli permette di fare quel che noi chiamiamo 'guarire', ovvero ritrovare sé stesso. La nostra concezione meccanica dell'organismo e della sua fisiologia ha teso a farci dimenticare che il corpo è un'entità capace di auto-regolarsi e ri-bilanciarsi in modo spontaneo e naturale. Questa dimenticanza ha fatto sì che l'homo sapiens con il suo continuo intervento della mente, specialmente quello degli ultimi secoli ed ancora più quello medico-tecnologico, invece impedisce questo riequilibrio spontaneo, con tutte le conseguenze del caso. Conoscere sé stessi, entrare in contatto con la coscienza fisica, ritrovare fiducia in sé stessi, rinunciare al dare ascolto alle credenze e suggestioni, ti dovrebbe mettere in uno stato naturale, o comunque conferirti la facoltà, per cui lascerai fluire le energie che permettono al corpo di riequilibrare l'organismo da sé stesso. Lascia che sia il tuo corpo a fare ciò che sa fare. Non mettiamoli di continuo i 'bastoni tra le ruote'!

Se soffri di un qualche male, fai il seguente esercizio. Mettiti calmo e respira profondamente per un po', chiudi gli occhi se ti facilita la concentrazione, e rilassa tutte le membra. Poi poniti in uno stato di osservatore, di muto testimone che osserva il dolore, la sofferenza, il disordine della malattia. Non devi però partecipare emotivamente a questa osservazione, è necessario sapere rimanere perfettamente impassibili sia mentalmente che emotivamente, con l'intenzione di rendersi dei testimoni dello squilibrio perfettamente equanimi. Come se si guardasse un film, in cui le vicissitudini degli attori non ci coinvolgono direttamente. Senti, percepisci ed osserva fino in fondo ed in ogni parte del tuo corpo tutte le vibrazioni del malessere.

Risultato? Che per un po', specialmente nella fase iniziale, questo stato del testimone passivo ti farà sentire ancora di più il dolore, la stanchezza e lo spossamento fisico del corpo. Incomincerai a percepire stati d'essere e movimenti d'energia che non conoscevi e che potrebbero sembrarti motivo di preoccupazione. Ma non temere, non chiuderti alla nuova possibilità che ti viene offerta. Fai un passo indietro, osserva il tutto attentamente, ma per il resto lasciati andare per scoprire questo mondo nuovo, sia pur buio e subcosciente. Questa accentuazione della sofferenza infatti non è reale, nel senso che la sofferenza è sempre stata lì, ma non ne eri cosciente. Però deve essere una sofferenza esclusivamente fisica, se noterai che aumenta anche l'irrequietezza emotiva o mentale interrompi l'esercizio, ti sei fatto coinvolgere. In tal caso riprovaci più tardi. Altrimenti mantieniti in questo stato dell'osservatore che accetta. Un testimone impassibile che accetta tutta la verità e continua ad illuminare con la sua coscienza le vibrazioni di squilibrio, l'oscurità che percepisce. Perché è proprio questo che starai facendo: con una osservazione cosciente del male lo 'illuminerai'. Questo lo farà diventare da subcosciente a cosciente e potrai regolare e mettere automaticamente l'organismo in uno stato che minimizza le tensioni ed il turbinio di conflitti fisici che stanno avvenendo al suo interno. Ovvero, per mettere la cosa in termini equivalenti, dall'alto di questa osservazione sarai in grado di vedere come e quando la tua mente e le tue emozioni interferiscono facendo cadere il corpo in uno stato di tensione e fuori dal suo equilibrio naturale. Potrai pertanto impedire di compiere quel movimento interiore che solitamente facevi senza rendertene conto per potere evitare quella caduta. Acconsenti ad una osservazione che testimonia ed accetta ma non interferisce. Ed un po' alla volta il corpo si porrà da solo nel suo spontaneo stato naturale.

Non è il caso di perseverare oltre modo in questo esercizio, l'essere continuamente coscienti di tutte le vibrazioni negative non è piacevole e non è indispensabile. Fai questo esercizio per cinque minuti tre o quattro volte al giorno. Per il resto del tempo limitati a vigilare che tu stia sempre in uno stato di rilassatezza e serenità, al resto ci pensa il corpo. A differenza di quello che può succedere con le suggestioni le quali possono avere un'azione anche immediata, di solito, specialmente quando si è ormai dentro ad uno stato che è diventato cronico, per risalire la china ci vuole tempo. Non aspettarti quindi un cambiamento immediato, ma così facendo avrai posto la coscienza corporea sotto il diretto controllo di sé stessa ed isolato l'intervento indebito esterno, se saprai intercettarlo ed ignorarlo. Questo minimizzerà anche i tempi di guarigione.

A quel punto il corpo saprà meglio di chiunque altro qual è il modo migliore per riequilibrarsi, riconnettersi allo stato di salute, rivitalizzare e ritrovare sé stesso. Lascia che il corpo sia ciò che è. È qui per servirti. È capace di guarirsi e 'ripararsi' da solo attraverso i suoi meccanismi inerenti di autoregolazione, se glielo si permette senza il continuo intervento della mente e delle nostre idee sul che cosa sia sano e non per lui. Se non lo fa, non è affatto detto che sia per una sua incapacità, un sistema immunitario debole, un fattore genetico o quant'altro. Perché queste cose possono essere benissimo non la causa ma l'effetto, cioè delle conseguenze a loro volta. La conseguenza del nostro continuo volere interferire, della nostra presunzione di sapere meglio di lui ciò che sarebbe meglio per lui, l'impedirgli di fare ciò che sa fare benissimo: ritornare in salute. È già predisposto per farlo, sa correggersi, guarirsi e rigenerarsi da sé. Purché non ci mettiamo di mezzo noi, con le nostre idee, preconcetti e schemi mentali lineari sul come e quando quel processo della guarigione debba avvenire e, che per sua natura, è intrinsecamente non-lineare. Rinuncia a quei pensieri continui che progettano e prevedono con un controllo permanente che vuole sempre 'curare' con terapie, 'regolare' con farmaci, 'supplire' con alimenti e lascia che sia il tuo organismo a decidere e riprendere il controllo per lasciargli fare quello che già sa fare spontaneamente: essere salute.

Osservare per interloquire col corpo

Se avrai messo in pratica le cose discusse precedentemente dovresti essere presto in grado di riconquistare la salute, ovvero lo stato di coscienza naturale proprio del tuo corpo. Ma a quel punto potrai constatare che è possibile anche andare oltre. Posso dire con buona nozione di causa che chi mette in pratica i suddetti avvisi potrà non solo conquistare malattie e rimettersi in buon stato, ma potrà pure andare oltre a quello che è comunemente chiamata 'salute'. Si tratta d'imparare prima tutto di ascoltare il corpo. Se le cellule, e quindi il corpo che ne è costituito, hanno una coscienza, allora è possibile entrare in comunicazione con essa. Solo allora ci si renderà conto che cosa significa veramente che il corpo non è una macchina. Il corpo non ha bisogno di essere 'riparato'. Gli basta sapere, conoscere, intendere e distinguere tra ciò che è vero e ciò che è falso.

Continuiamo con un altro esercizio, questa volta per tutti, sani e non. Osserva bene le sensazioni corporee, le piccole vibrazioni, le percezioni a cui di solito non diamo alcuna importanza. Abituati a tenere l'attenzione focalizzata su tutte le sensazioni che ti manda il corpo. Quando cammini, mangi oppure stai facendo le cose più insignificanti, fai attenzione a quello che senti fisicamente, anche dentro fin nelle viscere. Scopri come il nostro corpo è un turbinio di sensazioni e segnali a cui prima non avevamo fatto caso, tanto ci siamo abituati ad essi fin dalla nascita. Ti sembrerà d'improvviso di avere un dolorino lì, un malessere là, una tensione qui, ecc. Se guardi bene ti renderai conto come ad un malore, un dolore, in una parte malata del corpo, si accompagnano anche altre parti del corpo che soffrono, sia pur in misura minore. Perché il nostro organismo, anche se è affetto da una malfunzione in una parte localizzata, questa è solitamente solo una sorta di 'punta dell'iceberg' di un tutto. Quello che noi chiamiamo 'malattia' è solo una manifestazione di superficie di un falso movimento interiore della mente subcosciente e della coscienza delle cellule che possiede tutta una serie di diramazioni sotterrane fisiche, psicologiche e occulte. Il riuscire ad andare anche solo un po' oltre a questa coltre di superficie ed a cui siamo abituati riferirci, ci apre le porte ad un mondo non solo del tutto sconosciuto prima di allora, ed a suo modo anche affascinante, ma ci potrà anche conferire un potere di controllo sul nostro stato di salute che prima non potevamo nemmeno immaginare di potere avere.

A quel punto ti chiederai come è possibile che non ci avevi fatto caso prima, e come sia anche possibile che gli altri non sentano e 'vedano' la stessa cosa. E forse considererai questa scoperta non molto piacevole. Ci si potrà chiedere infatti che senso abbia fare degli esercizi per entrare in contatto con qualcosa che ci fa scoprire tutti i malori e spiacevoli stati fisici in cui il nostro corpo si trova pressoché costantemente immerso? La risposta è che sono proprio quelle cose che ci fanno ammalare, e quindi divenirne coscienti ed imparare a riconoscerle è fondamentale. Così facendo, sarà più facile prendere i dovuti accorgimenti per prevenirli oppure, se già menaifesti, eliminarli per evitare la malattia. Inoltre, se affinerai le tue capacità nel percepire e leggere i segnali del corpo imparerai a capirlo, comprenderlo, entrare in contatto con la sua coscienza ed amarlo di più. Comprenderai come il corpo ti parla e questo ti dirà automaticamente qual è il problema. E a quel punto saprai con assoluta certezza quel che devi fare. Fidati dei messaggi intuitivi del corpo, lui sa meglio dei dottori, del nostro raziocinio e di chiunque altro di che cosa ha veramente bisogno e che cosa si debba fare.

Una scoperta fondamentale sarà quella di rendersi conto del potere delle suggestioni. Potrai assistere in diretta di come agiscono le suggestioni tue e altrui sulla salute. Si può sviluppare una sorta di 'empatia corporea' che percepisce quel che avviene nel subconscio materiale e mentale degli altri. P.es., potrai osservare come i tuoi colleghi di lavoro spesso non si ammalano per un fatto oggettivo, ma perché si sono abituati a farlo. Oppure potrai assistere in diretta come si ammalano non per il tal virus d'influenza ma perché si sono logorati nei giorni, mesi o anni prima. Naturalmente correranno dal medico per farsi prescrivere il vaccino antiinfluenzale, mentre il collegamento con le cause reali continuerà a rimanergli oscuro, dato che non siamo stati abituati ad analizzare le cose in questi termini. Potrai facilmente capire perché il raffreddore del bambino non è stato causato dal freddo dei giorni precedenti e dal maglione che non ha voluto indossare, ma dalla suggestione dei genitori che gli urlavano *"fa freddo, mettiti il maglione!"* Senza questa suggestione della coscienza fisica non si sarebbe ammalato. Naturalmente i genitori diranno: *"ti avevamo avvertito"*... E non sarà a quel punto difficile concludere che se il bambino non si ammala più non è per il fatto che ora si mette il maglione, malgrado l'apparente correlazione tra causa ed effetto. Piuttosto è la suggestione della paura che è venuta meno: non il maglione che si è aggiunto, ma la tranquillità dei genitori lo mantiene sano. Inoltre, come ben noto a molti genitori, molti bambini si ammalano per non andare a scuola. Non sempre si tratta di malattie immaginarie o simulate. Molte malattie infantili sono 'reali' nel senso che sono misurabili (uno stato di febbre col termometro, valori delle analisi del sangue, aritmie cardiache, ecc.). Ma questo non implica che le cause siano fisiche. I bambini possono esprimere il loro malessere interiore con manifestazioni fisiche corporee molto materiali e concrete. Naturalmente noi ci chiederemo quale antibiotico li curerà. E l'antibiotico in effetti può anche ricacciare nel subconscio cellulare il malore. Fino alla prossima volta dove tutto ricomincia da capo, magari in forme diverse per cui non saremo più in grado di ricondurlo a quel malore precedente, ma non con modalità meno spiacevoli. Viceversa, se un bambino è ammalato molto spesso e sembra non volere mancare l'appuntamento con tutte le tipiche malattie dell'età pediatrica (varicella, rosolia, morbillo, scarlattina, ecc.), questo non deve essere ragione per preoccupazioni, ansie e paure ingiustificate. Naturalmente la cosa va monitorata con il buon senso e l'eventuale trattamento medico se necessario, ma non deve per forza significare qualcosa di negativo. In certi bambini le frequenti malattie in tenera età sono in realtà una riprogrammazione della memoria cellulare che si disfa di quella impressa dai genitori. È un po' come scrollarsi di dosso certe impurità che ci si è dovuti addossare per venire al mondo in un grembo materno. Al contrario di quel che si crede si tratta quindi di una purificazione (p.es. come potrebbero essere il vomito o la diarrea). Un meccanismo di purificazione e ripulisti cellulare che diventa necessario quando il corpo del bimbo non ha più bisogno di uno scambio fisico diretto con la madre (dopo lo svezzamento, non prima dei due anni di vita) per potere innalzare la 'vibrazione' della sua coscienza corporea a 'frequenze' più alte. Probabilmente si osserverà sempre più questo fenomeno in futuro.

Il bello di tutto ciò però è che potrai incominciare a maneggiare tu stesso queste suggestioni, un po' sulla falsariga di quanto esposto sopra a scopo di esempio ma in direzione opposta. Potrai finalmente usare il potere della suggestione, assieme alla capacità di leggere le sensazioni fisiche più sottili, per rimettere in sesto l'organismo. Quello che prima era un esercizio di autosuggestione a cui credevi solo per un atto di fede, ora diventa un'esperienza vissuta. Ti accorgerai che quello che i dottori e la gente chiama 'guarigione' è in realtà una dis-illusione, una sorta di de-realizzazione della malattia (o, se preferiamo, la malattia una sorta di dimenticanza della salute) per un effetto di de-suggestione e de-programmazione della coscienza fisica. Molto difficile da spiegare. Eppure, quando ne diverrai cosciente, ti sembrerà una cosa auto-evidente.

Ma la scoperta più sconcertante è che e ci sarà un feedback, una sorta di 'dialogo' tra te e il tuo corpo. Infatti potrai domandare al tuo corpo qual è il problema e che cosa desidera, ed entro poco riceverai una risposta sotto forma di sensazioni, intuizioni che contengono un alto grado di certezza o, potremmo chiamarle 'vibrazioni di conoscenza' fisica-interiore. Hai un male da qualche parte e ti viene un dubbio atroce.... *"sarà mica un cancro?!?"* Chiedi alla coscienza del corpo e lui risponde: *"no, solo una disarmonia passeggera"*. Gli chiedi quanto ci vorrà perché passi e lui: *"dopo una dormita non me ne ricorderò più"*, oppure al contrario, *"ci metterò un po', è roba lunga, ma passerà"*. *"È bene che vada dal dottore?"* e lui *"peggiorerebbe la situazione"* (soltanto una volta in 20 anni, per una infiammazione virale ad un occhio mi disse il contrario, ma si risolse tutto col collirio). Sembra fantascienza, poteri da Superman, eppure è una cosa del tutto naturale che chiunque può imparare, anzi sa già fare se solo non si insinuasse sempre il dubbio, l'incertezza, l'indecisione. L'importante è fare, non speculare.

Il 'movimento interiore', le malattie di assestamento e l'evitabilità naturale della malattia.

Alla fine ti renderai conto che la differenza tra salute e malattia si trova in una differenza di stato di coscienza. Si tratta di un 'movimento interiore', ovvero di uno stato interno della coscienza del corpo e che fa 'crack' (caduta nella malattia) oppure uno stato che fa 'click' (guarigione). Per analogia lo si potrebbe descrivere con una posizione che assume il corpo dentro di sé. Se si gira in un senso si ammala, se qualcosa dentro a se stesso gira nell'altro senso, esso guarisce. Il corpo è esattamente lo stesso, la biologia e la chimica non cambia, ma in una dimensione più sottile la coscienza assume prima un punto di vista, poi invece un altro che è l'opposto di quello precedente e che precede il sintomo fisico. Oppure, per usare un'analogia più psicologica si potrebbe dire che è come quando adottiamo un punto di vista mentale ed emotivo negativo delle cose, oppure ci concediamo quello positivo (il proverbiale bicchiere mezzo vuoto o mezzo pieno). A tutti sarà forse capitato di vivere esattamente le stesse condizioni fisiche muovendosi nello stesso ambiente sociale e materiale, ma prima con una e poi con l'altra ottica interiore della realtà per scoprire che il mondo appare totalmente diverso e molto più bello, interessante e per così dire 'colorito' se si assume lo stato positivo. Certo, la biologia molecolare ci racconterà come è tutto merito della scarica di endorfine nel cervello o dei neuroni che connettono diversamente, ecc. Ma fenomeni simili esistono anche su una dimensione meno materiale in cui il solo cambio di coscienza del corpo e delle cellule indotto da quel 'movimento interiore' è sufficiente per realizzare o de-realizzare una malattia. Non necessariamente deve trattarsi di cambiamenti rivoluzionari del nostro essere e della nostra psiche, a volte basta una semplice 'cambio di posizione', che potrebbe essere un rilasciare qualcosa dentro o non accettare certe suggestioni oppure semplice non farsi prendere da ansie e paure e d'improvviso qualcosa si sblocca e fa 'click'. La peggior malattia potrebbe benissimo guarire con un lieve movimento interiore oppure un raffreddore permanere perché richiede un più ampio cambiamento di coscienza. Le leggi lineari e le logiche quantitative a cui siamo stati abituati, qui giocano un ruolo marginale, non sono più le stesse.

Tuttavia sarebbe semplicistico volere ridurre tutto a dei movimenti interiori. I principi di causa ed effetto che si svolgono all'interno dei nostri corpi e della nostra psiche sono molto più complessi e non lineari ed hanno ragioni d'essere molto più sottili di quello che la nostra mente lineare è disposta ad ammettere.

Un esempio potrebbero essere le già citate malattie evolutive. Oltre alle necessità di crescita interiore, la sofferenza fisica può incentivare anche lo sviluppo fisico. E' un errore pensare che sempre e comunque tutte le malattie debbano essere fisicamente debilitanti. Spesso esse invece sono in grado di riprogrammare la coscienza fisica per renderla più forte ed, assieme ad essa, il fisico stesso. Questo è quello che spesso succede con le malattie pediatriche. I bambini che sono frequentemente ammalati nei loro primi anni di vita risultano spesso essere proprio quei adulti che sono, in media, più sani. Naturalmente non è una regola fissa e tanto meno questo non significa che dei genitori non debbano prendere le dovute precauzioni. I meccanismi coinvolti e le scelte del nostro essere interiore sono infinitamente più complesse di quello che possiamo immaginare e non dovremmo neanche sognarci di rallegrarci della sofferenza e ancor meno indurre malattia perché pensiamo di potere decidere noi uno scopo evolutivo. Queste scelte le dobbiamo lasciare ad una Saggezza ben superiore alla nostra. Inoltre, questo mette anche in una luce diversa la necessità e l'obbligo vaccinale. Non entreremo in questa polemica visto che ci porterebbe verso considerazioni di interesse relativo. Quello che tuttavia si vuole sottolineare in questo contesto è che dobbiamo prendere coscienza che queste cose esistono. Dobbiamo renderci conto che malattia e la sofferenza possono essere l'espressione della necessità di svolgere un'azione positiva. Anche al livello fisico corporeo.

Esistono poi stati particolari che io chiamo 'malattie di assestamento'. In realtà non sono vere e proprie malattie ma stati corporei di transizione che riorganizzano la coscienza delle cellule a seguito di un lavoro evolutivo che si è protratto negli anni. Potrebbe anche essere il segno di un'avvenuta disintossicazione mentale e psicologica, oltre che fisica. Si tratta di stati corporei che esteriormente p.es. manifestano sensazioni simili ad una febbre o influenza ma senza aumento di temperatura, con possibili dolori muscolari, forte spossatezza e possibile mal di testa, mancanza di energia vitale e la necessità di rimanere a letto per uno o più giorni. Il Cuore lo sa e vi manderà un sorriso e dei segnali di serenità quando vi mettete a letto senza fare nulla.

Un dottore potrebbe non riuscire a distinguere tra questo stato di transizione ed 'elevazione' da una comune malattia. È probabile che una buona parte dei presunti stati influenzali che tutti abbiamo avuto, non avessero nulla a che fare con influenze ma erano in realtà questi assestamenti cellulari. Le vostre percezioni ora però non dovrebbero più ingannarvi: come sempre niente panico e guardate bene. La malattia di assestamento si distingue dalle altre per una sensazione di bisogno di riposo con dolori che sembrano volere solo gridare: *"stai fermo, se riposi mi rigenero"*. Si tratta di malori che, se ascoltati attentamente, portano con se quasi una vibrazione piacevole. Se state calmi. Come se dicessero *"Vittoria! Vittoria! Ora dev'essere fissata nella materia costantemente"*.

Quando si è in quello stato di transizione ci si sente proprio come in quel momento in cui una vecchia immagine di noi stessi deve lasciare il posto a quella nuova, ma in quel momento in cui succede (può durare da mezza giornata ad una decina di giorni) le due immagini sono sovrapposte, e questo può comportare un po' di scompiglio. Nella fase più acuta può essere consigliabile stare a letto per la maggior parte della giornata, dormire e con poca attività anche intellettuale. Lo si sente, c'è un intenso desiderio corporeo di non fare più nulla. Ma non è capricciosa passività, è solo una necessità di riposo ed un lasciare che sia il corpo a ritrovare il suo equilibrio. Esteriormente dunque tutto indica malattia, ma è solo una visione superficiale, la realtà è proprio il contrario: si tratta di una stabilizzazione di un nuovo stato superiore. Può capitare di sentirsi malissimo la sera prima e il giorno dopo ci si risveglia come se non fosse successo assolutamente nulla, perfino ci si potrebbe sentire sorprendentemente nel pieno delle energie, tutto sarà solo un ricordo, nulla ritornerà più indietro, non sono possibili ricadute. Se invece ci dovesse essere ricaduta, allora non era una malattia di assestamento, ma una di quelle 'usuali'. Queste malattie d'assestamento succedono raramente (a me in media una volta ogni due-tre anni, ma può essere soggettivo). Comunque, non è così importante sapere questo ora se sei alle prime armi, lo dico solo nell'eventualità che ti succeda e che così sai di che si tratta prima di preoccuparti eccessivamente.

Ed a quel punto si fa la scoperta più curiosa di tutte: quello che noi chiamiamo 'malattia' è una sorta di vibrazione che arriva dall'esterno, o che si manifesta come una sensazione di un 'tremolio' che giunge dall'esterno dei confini fisici. Come se ci portassimo addietro una sorta di atmosfera, una specie di 'nuvoletta' che circonda il nostro corpo ed in cui staziona di tutto ed il contrario di tutto. Se riusciamo a diventare coscienti di come la vibrazione della malattia giunge da questa zona esterna e se riusciremo a fermarla prima che entri e si stabilizzi definitivamente all'interno dei confini del nostro corpo, allora potremo scacciarla via prima che si manifestino i sintomi. Potremo dribblare il male già sul nascere, ben prima (a volte giorni prima) del momento in cui ne saremmo diventati consapevoli nella coscienza ordinaria.

E vale anche per le cosiddette 'ricadute'. In realtà, quello che si usa chiamare 'ricaduta' è una situazione nella quale la vibrazione della malattia era passata dal corpo a questa zona che potremmo chiamare 'circumcosciente' e vi ha stazionato per un certo tempo. Quando siamo riusciti a scacciarla nel circumcosciente abbiamo realizzato la maggior parte del processo di guarigione, ma se non rimaniamo vigili la malattia tenterà di ritornare da questa zona esterna del corpo fisico 'ricadendo' indietro nella coscienza delle cellule. Questo è quello che succede quando avvengono le 'ricadute' (l'etimologia della parola fa capire come si tratti di un'antica conoscenza dimenticata). Ma se ne sarai diventato cosciente ecco che potrai non solo schivare le malattie in arrivo ma evitare le ricadute da quelle da cui sei affetto. Ed è questa tecnica, questa sensibilità che potrà donare una capacità immunitaria che altrimenti sarebbe impossibile rggiungere.

Se rimane ancora il minimo dubbio vuol dire che la guarigione deve ancora compiere quest'ultimo passo. Ma quando sarà completa lo saprai, ne avrai una certezza interiore assoluta, nessun dubbio. Perché è una certezza che proviene dalla somma delle tre: una intuitiva colorata da una mente superiore, la seconda dal Cuore, mentre la terza è una certezza della coscienza corporea. E a quel punto il gioco è fatto, è ora di occuparsi d'altro, senza le illusioni false del corpo la vita vera va avanti!

Parte IV
Conoscere sé stessi

Cosa ci vuole insegnare la malattia?

Ogni malattia, dolore, malanno e disfunzione non sono delle sofferenze che ci capitano per caso o per sfortuna come la ragione meccanicista della nostra mente vorrebbe farci credere. È solo perché abbiamo una visione troppo ristretta, sempre così focalizzata sul particolare fisico e sugli eventi ristretti nello spazio e nel tempo che non riusciamo a vedere l'immagine d'insieme, le ragioni più profonde che stanno alla radice della causa della sofferenza. Quello che chiamiamo una 'coincidenza' è in realtà null'altro che il risultato di una lunga e complessa catena di cause ed effetti che la nostra mente non riesce più a collegare l'una con l'altra. Se avesse la capacità di osservare e comprendere tutti gli anelli della catena nel loro insieme, comprenderebbe non solo l'origine ma anche lo scopo della 'coincidenza'. La parola 'coincidenza' non sarebbe neanche stata inventata.

Lo stesso vale per la sofferenza. L'origine e causa ultima delle nostre sofferenze non è solitamente riconducibile ad una singola variabile, come tanti psicologi pensano si possa fare, o calcolabile con qualche equazione, come la scienza continua a sperare. Le ragioni sono perlopiù profonde ed occulte. Uno dei primi passi che dobbiamo fare quando ci troviamo davanti ad un male (non solo fisico ma anche psicologico) è quello di chiederci che cosa abbiamo da imparare? Qual è l'atteggiamento interiore che ci ha portato ad un determinato risultato nella vita e stato fisico nel corpo? E come dovremmo modificare quell'atteggiamento interiore, mentale, emotivo e spirituale affinché le cose possano cambiare in meglio? Come molti che sono passati attraverso lunghe sofferenze possono confermare, le malattie sono anche fonte d'insegnamento. Se non vogliamo imparare la lezione, se addirittura ci rifiutiamo di porci questa domanda, allora è praticamente certo che, anche una volta che saremo guariti da un male, ecco che all'orizzonte se ne presenterà un altro. Chiediamoci dunque con assoluta sincerità che cosa dovremmo cambiare in noi, non solo al livello fisico, ma anche e sopra tutto al livello interiore.

Il primo passo falso che solitamente si fa in questi casi è quello di cadere nella speranza che ce lo possano spiegare gli altri. Oltre al medico, magari c'è chi corre anche dallo psicologo, dal guaritore o lo si va a chiedere ad uno spiritualista o un guru. Di nuovo si è cascati nello stesso trabocchetto: si cerca la risposta al di fuori di noi invece che guardarsi all'interno. *"Dimmelo tu, che senso e che ragione potrà mai avere una malattia del genere? E proprio adesso! Che cosa vuoi che abbia da imparare?"*, ci si sente spesso dire da chi soffre ed a cui si ha suggerito il possibile nesso.

In genere però è un tentativo vano, perché la sofferenza arriva proprio perché dobbiamo imparare a guardarci dentro senza le stampelle esteriori. Verrebbe a meno lo scopo ed il senso stesso della sofferenza. Questo non significa che non si possa eventualmente chiedere consulto a chi ci può aiutare, a chi ne sa di più o a chi è passato per la stessa esperienza. Altri possono condurci verso la via della guarigione sia esteriore che interiore. Ma dobbiamo renderci conto che solo noi possiamo scoprire in ultima analisi le ragioni vere ed ultime che danno la risposta a queste domande e che solo ognuno per sé stesso può trovarla, perché è una risposta del tutto individuale e non potrà mai avere una valenza universale. Non è da qualcun altro che potremo sapere che cosa sia bene o male per noi stessi o quale sia la lezione che dobbiamo imparare per stare meglio. Solo noi possiamo saperlo veramente e qualsiasi tentativo di cercare la risposta al di fuori di noi verrà prontamente rimandato al mittente in forma di un messaggio che sentiremo essere non definitivo, quasi vuoto.

E' la mancanza di sincerità con noi stessi che risulta essere il primo grosso ostacolo. Guardiamoci dentro allora e cerchiamo di capire quali sono veramente le cause della disarmonia sia fisica che psicologica, oppure delle nostre frustrazioni, oppure ancora chiediamoci veramente con mente aperta se la tal sofferenza psicologica o malattia fisica non possa avere a che fare con un qualche conflitto interiore oppure una richiesta dell'universo di un cambiamento del nostro atteggiamento verso noi stessi oppure verso gli altri. Sta a noi scoprire le vere e profonde cause del nostro male. La coscienza del corpo potrebbe volere dirti *"smettila di torturati nel cercare di ottenere quel posto di lavoro"*, oppure *"la tua tensione interiore che ha paura di rimanere senza soldi mi sta divorando"*, *"la tua fissazione di avere un successo in carriera non è la tua missione, desisti dal perseguire questo scopo"*, o *"basta col criticare il mondo intero e incomincia a fare autocritica"* o viceversa *"smettila di deprimerti e sentirti inferiore, vali molto di più"*, ecc., ecc.

Pertanto, quando sorgono dei sintomi di un disturbo che preannunciano malattia e disagio, esamina gli eventi a ritroso nel tempo poco prima che questi emergessero. Chiediti che cosa pensavi, in che stato emotivo eri, in che cosa credevi in quel momento? Così facendo spesso si scopre che ci si era dimenticati di rimanere in uno stato naturale e sereno. Quando inavvertitamente ci dimentichiamo di vivere in uno stato di consapevolezza più alta per un periodo prolungato l'organismo riflette questa perdita di equilibrio. Può anche essere una banale influenza. Certo, è il virus. Ma chi apre le porte al virus?

È poi importante che quando, come si sol dire *"ci crolla il mondo addosso"* a causa di una grave malattia, un incidente, un evento debilitante, non ci piangiamo addosso e la smettiamo di pensare a 'sfortuna' o 'tragica casualità' ma che ci poniamo sinceramente in uno stato interiore che chiede: *"dove sto inciampando?"* Affrontare con sincerità i conflitti interiori, mettendo da parte rancori e acredine, rimettendo in discussione i nostri processi mentali, i nostri comportamenti e ritornando ad amare sé stessi, ritrovando l'elemento essenziale dell'autostima, è il passo essenziale per la guarigione. I conflitti interiori non vanno disseppelliti, ciò che è passato è passato ed è bene che rimanga tale, ma non vanno nemmeno repressi. Vanno affrontati e trasformati! E con sincerità verso noi stessi. Continuare a lamentarsi di quanto crudele il destino è stato nei nostri confronti, quanto cattiva sia la gente che sbaglia sempre e noi no, oppure quanto abbiamo sbagliato e gli altri sono molto meglio (due aspetti della stessa medaglia), non serve a nulla, anzi non farà altro che protrarre lo stato di sofferenza. Chiedersi le ragioni della malattia invece deve diventare uno scopo. Dobbiamo capire che cosa ci vuole insegnare e che cosa dovremmo imparare da essa. Solo allora potrà incominciare un vero processo di guarigione.

Detto questo, come per tutte le cose, ci vuole equilibrio, misura e discriminazione. Sarebbe anche sbagliato torturarsi permanentemente con domande sul perché e il percome. A volte possiamo trovare le cause psicosomatiche di un male, tante altre volte possiamo al più formulare ipotesi ma senza avere certezze. In certi casi la sofferenza ci viene data in 'prestito', cioè la nostra anima accetta di prendere su sé stessa un fardello che è di qualcun altro. In tal caso le cause non stanno in noi ma sono karma altrui e l'unica cosa seria da fare consiste nel mettersi in uno stato di accettazione e calma interiore (sono quei casi in cui i 'santi' delle varie tradizioni religiose perfino ringraziano).

Comunque sia, anche se riuscissimo a tracciare a ritroso queste cause, la loro mera conoscenza intellettuale probabilmente non condurrebbe ad un miglioramento. In realtà non è nemmeno così essenziale. È piuttosto la nostra nuova disposizione nel volerci mettere in discussione, nel rimanere sempre aperti ad imparare con la pace, il rilassamento e la calma che ne consegue, che funzionerà da motore della guarigione. La sola conoscenza psicoanalitica delle cause di un conflitto raramente dissolve quel conflitto. È necessario trarne le dovute conseguenze, cambiare il proprio carattere, così come le nostre convinzioni ed emozioni e mettersi in uno stato interiore di calma ed accettazione.

Accettare di cambiare

Viviamo in un mondo che sembra essere dominato sempre più dall'incertezza. Tutto sembra molto più caotico di una volta. Ci dobbiamo ri-adattare e destreggiare con flessibilità sempre maggiore ad una realtà sempre più frenetica e diversa. Individualmente sentiamo che il futuro ci appare sempre più incerto e dominato da pericoli e sfide che non sappiamo se saremo in grado di sostenere. Abbiamo la sensazione di non avere un controllo sicuro sulla nostra vita ed ad un livello collettivo e mondiale ciò che succede non è molto rassicurante. Non riusciamo a relegare ai libri di storia guerre, violenze, povertà, fame e la recente problematica della distruzione ambientale ed il cambiamento climatico sembra solo esacerbare la situazione. Se guardiamo alle cose con pessimismo tutto sembrerebbe spiraleggiare verso un buco nero, un futuro oscuro dominato dal caos.

Tuttavia, se guardiamo le cose da una prospettiva opposta (un po' come abbiamo voluto indicare figurativamente con le figure della Gestalt) quello stesso caos può essere anche visto (o almeno intravisto) come un segno esteriore di una forza inarrestabile del cambiamento. Il caos è un segno distintivo di una fase di transizione spinta da una necessità del cambiamento. Un cambiamento che incomincia a staccarsi dal vecchio paradigma, dalle abitudini ormai inutili ed obsolete ad uno stato ed un mondo nuovo che però non è completamente emerso ed è ancora sulla via di realizzazione. Spesso la fase del disordine è una necessità che precede al nuovo ordine. Anzi, è il solo modo perché si abbia un cambiamento. Perché tutto ciò che ad una visione superficiale può sembrare una crisi catastrofica è una catarsi, ovvero l'effetto della pressione, dell'energia e della Luce che agisce sulle masse che rifiutano il cambiamento ed un nuovo modo di pensare ed agire. Quello che chiamiamo 'catastrofi', 'tragedie', 'incidenti', a livello più occulto ed interiore sono in realtà il risultato di una necessità di cambiamento. Un cambiamento che, se non viene accettato e permane il rifiuto d'interiorizzarlo, non fa che accumulare energia repressa e, come in una pentola a pressione, prima o poi esplode in una forma più o meno tragica. Se invece la necessità e le forze del cambiamento vengono assecondare e gestite, la transizione può essere graduale senza esperienze laceranti e in tal caso si sostituisce alla catastrofe una più agevole trasformazione.

Tanti, troppi invece ancora cercano sicurezza e conforto in una vita ripetitiva anche se monotona. Gli basta avere un lavoro uguale a sé stesso per tutta la vita, un tetto sotto cui dormire, qualcosa da mangiare, magari ancora la partita di calcio, ma il resto del mondo non gli interessa. Se qualcosa minaccia di cambiare le loro abitudini di vita reagiscono con rabbia, forse perfino violenza. Una volta questo poteva avere un senso in un mondo che cambiava poco nell'arco di una generazione e si viveva quasi tutti sempre nello stesso paese per tutta la vita. Di generazione in generazione lo stile di vita di tutti i giorni e le abitudini subivano solo delle modificazioni trascurabili.

Ma oggi il mondo è cambiato e cambia sempre più velocemente. Purtroppo non sempre in meglio, o almeno in quello che noi umani pensiamo debba essere 'il meglio'. Ragione per cui assieme al cambiamento, più o meno caotico, cresce in parallelo anche sempre più il numero di persone che sentono l'urgenza di un cambiamento delle cose in meglio. Sono stanchi di guerre, di malattie e malasanità, di case farmaceutiche che se ne approfittano della sofferenza altrui per arricchirsi, di disonestà, di governi che non fanno gli interessi della gente, di gerarchie che non vogliono mollare le loro poltrone, ecc. Paradossalmente, questo cambiamento in meglio, è proprio quello che invece sembra avvenire con maggior lentezza. Il cambiamento in positivo non arriva, il presente resiste, tiene duro. Malgrado che tutti sembrino essere d'accordo come certe cose dovrebbero non esistere più ed essere abolite e relegate al passato, quelle stesse cose sembrano invece resistere a qualsiasi forza di cambiamento. Ci sono tematiche e problemi su cui c'è quasi unanimità che debbano cambiare, eppure sono il simbolo della stagnazione senza cambiamento. Certi problemi sembrano persistere all'infinito. I sistemi politici, i partiti, la classe dirigente appaiono essere immutabili, di granito. Le malattie, se guarite, tendono ritornare o riproporsi sotto mutate vesti. Lo schiavismo p.es., pensavamo fosse un ricordo del passato, ma sappiamo che è rimasto una triste realtà in molte parti del mondo fino as oggi. Le guerre sono onnipresenti su tutto il pianeta, tanto che c'è chi ipotizza che siano qualcosa di indelebile e connaturato alla natura umana.

E allora dobbiamo porci la domanda, se per caso non ci sia qualcosa che ci stia sfuggendo? Forse una variabile dell'equazione che ci siamo dimenticati di considerare? Di nuovo, se non riusciamo a trovare una soluzione al di fuori di noi stessi, non è che forse dovremmo guardare dentro a noi stessi? E' legittimo chiedere al mondo di cambiare se non siamo disposti prima di tutto a cambiare noi stessi? Non sarà che quella frustrazione che nasce da quella constatazione che potremmo riassumere col classico detto 'cambia tutto eppure non cambia nulla', non sia il riflesso esteriore di un nostro rifiuto nel volere cambiare prima di tutto noi stessi?

Si tratta allora di riacquistare l'abilità di cambiare. Chi non vuole cambiare e non vuole rischiare nulla rimarrà sempre al palo. Non potrà mai cambiare veramente sé stesso (e tanto meno gli altri). Bisogna sempre essere aperti al cambiamento, indipendentemente dall'età. La trasformazione sarà possibile solo se si concede a sé stessi la possibilità di cambiare ed evolvere. Rinunciare all'azione per motivi di sicurezza, della serie 'meglio non rischiare', ci lascerà sempre lì dove siamo.

Il cambiamento di noi stessi e in noi stessi è sempre più necessario. Non può esserci un momento della nostra vita dove possiamo pensare di fissare le cose una volta per tutte pensando che possa anche solo esistere uno stato finale ultimo in cui mantenersi per il resto della vita. Non è sbagliato cambiare in continuazione, era innaturale la stagnazione in cui si trovava l'umanità prima. Il cambiamento esteriore e interiore è parte della natura delle cose, è una legge della natura. La Natura è sempre stata un organismo che si è permanentemente modificato nel corso delle ere. Ritornare a fissità e abitudini ripetitive che si dichiarano immodificabili per sempre è come volere dichiarare che la terra è piatta o che non vale più la legge di gravità.

Questo atteggiamento non farà altro che aumentare la tensione e la sofferenza che ne consegue inevitabilmente. Chi non vuole cambiare sé stesso, non può pretendere che cambino gli altri e pensare di riformare o abolire i massimi sistemi. E' caratteristico osservare come chi rifiuta qualsiasi cambiamento del proprio stile di vita, delle proprie idee e delle proprie abitudini, tende anche a criticare facilmente qualsiasi cambiamento della società o del sistema collettivo senza mai suggerire alternative. Dietro ci sta un'apprensione, una paura del futuro e dell'ignoto che non si vuole o non si sa affrontare.

Cambiare non significa solo cambiare idea e tantomeno il limitarsi a qualche limatura della nostra esistenza materiale ed esteriore. Bisogna essere anche disposti a cambiare il proprio carattere, le proprie abitudini, le proprie reazioni emotive e nervose e tutto quello che usiamo chiamare la 'nostra personalità'. Si tratta di un'operazione non sempre facile perché oltre ad essere difficile cambiare le proprie abitudini, specialmente quelle di origine emotiva che si reggono sui desideri dell'ego, esiste in noi quella falsa percezione che identifica la propria personalità con la propria vera essenza, l'anima o quel nobile 'io' che crediamo essere il cuore di noi stessi. P.es., se abbiamo un carattere collerico o una tendenza alla gelosia oppure ci caratterizza un'incapacità di controllare le nostre emozioni violente o possessive, non solo queste tendenze risultano difficili da cambiare ma spesso non ce le vorremmo proprio scrollare di dosso perché riteniamo caratterizzino la nostra vera identità. Eppure dovremmo incominciare a riconoscere che è vero l'esatto contrario: sono delle maschere che non ci rappresentano affatto. Sono tratti caratteriali che possono anche avere svolto una funzione in passato ma che prima o poi devono essere lasciati cadere. Il rifiuto di mettersi in discussione e del volere cambiare carattere può avere conseguenze fisiche.

Per riuscire in questo intento, bisogna quindi superare l'impulso che si esprime sotto forma di una resistenza al cambiamento. Tipicamente lo si fa con l'andare alla ricerca di scuse apparentemente ottime e molto razionali. In altre parole c'è in noi qualcosa che, come si sol dire, 'ama raccontarsela'. La mente, soprattutto quella di persone molto analitiche e razionali, è molto abile nel trovare l'appiglio e la scusa per perseverare su una via che vuole conservare lo status quo. Se non si vuole cambiare se stessi ed il proprio carattere si troverà sempre un ragione apparentemente ottima per non farlo.

Per non cadere in questi tranelli che poniamo solo a noi stessi è bene pertanto coltivare assiduamente la virtù della sincerità. Non si sta parlando solo della sincerità verso gli altri ma sopra tutto di quella con se stessi! Quest'ultima è più difficile da praticare della prima ma essenziale se ci si vuole guardare dentro con obbiettività. Dobbiamo chiederci sinceramente perché crediamo in certe cose, fino a che punto certe idee sono il frutto di un ragionamento ponderato o di un riflesso condizionato, Se ci guardiamo dentro con sincerità vedremmo che siamo per lo più degli automi che pensano, sentono e reagiscono in modo abitudinario e per condizionamento riflesso. Per rendercene conto veramente e fino in fondo, la sincerità con se stessi è ineludibile.

E' anche vero che cambiare in sé non è necessariamente qualcosa di positivo dato che si può cambiare anche in peggio. Tuttavia è meglio cambiare in peggio piuttosto che non cambiare affatto chiudendosi a riccio in un rifiuto del cambiamento. Perché, se non altro, quando si sbaglia, anche il solo fatto di divenire coscienti dei nostri errori è un passo in avanti, ci fa crescere e maturare. Cristallizzarsi in ciò che siamo, in quel che chiamiamo 'il nostro carattere' e mantenendoci inalterati nel presente invece arresta la forza evolutiva non permettendoci di realizzare dove e come c'è qualcosa da correggere e migliorare in noi.

Ciò significa che bisogna essere capaci di assumersi delle responsabilità e rischiare. Ogni cambiamento comporta una certa dose di rischio. È sempre stato così, sarà sempre così, è intrinseco alla natura stessa del cambiamento. Di nuovo si ritorna al tema della paura. La paura del cambiamento è naturale e normale. Il rifiuto del cambiamento, no. Non per nulla si usa dire *"chi non risica, non rosica"*.

In fondo la stessa paura che mantiene nei suoi angusti limiti coloro che non vogliono cambiare è la stessa che impedisce la guarigione sia fisica che spirituale. La stessa paura che domina chiese e religioni perché temono di perdere la loro presa sulla coscienza collettiva che fino ad allora era sotto il loro quasi completo controllo sapendo manipolare a loro piacere e vantaggio. Alla lunga però, una strategia di conservazione che mira a ristabilire o mantenere il vecchio ordine è destinata alla stagnazione ed al fallimento. Perché essa nega la natura delle cose intrinseca al processo evolutivo della coscienza, non essendo più all'altezza della frequenza vibratoria di una coscienza collettiva che si sta innalzando a livelli di consapevolezza più evoluti e che non si lascia più ingannare così facilmente. Molte cose che una volta funzionavano e facevano anche progredire la coscienza umana, sembravano anzi essere verità universali, quasi delle leggi di natura, ora risultano funzionare sempre meno. Questo perché da forze di progresso in un certo contesto storico, si sono invece trasformate in forze di conservazione nel contesto nuovo. Un sistema, un concetto, una religione, una struttura intellettuale scientifica, un'ideologia che in passato può anche essersi rivelata estremamente efficace ed avere reso grandi servigi all'umanità, finiranno in stagnazione se non accetteranno costantemente di guardare oltre ai propri orizzonti e non risuoneranno più con la coscienza collettiva che si evolve.

È questo che più o meno consapevolmente sempre più persone sentono non solo verso la rigidità della politica, e dei dogmi religiosi, ma anche nei confronti della scienza medica. Quello che tuttavia mantiene la stragrande maggioranza della massa a rimanere fedele all'autorità medica ed ai mezzi esteriori è la mancanza di una visione che le sia veramente alternativa e di un metodo che fornisca quella profondità e percezione spirituale che si allinei con i nuovi paradigmi nascenti.

Ogni sistema politico, sociale, religioso, spirituale e anche scientifico che quindi non permette a sé stesso di evolvere aldilà di sé stesso è destinato a perdersi in sé stesso. Questo è vero per sistemi globali, collettivi, ma lo è anche per ogni individuo e personalità singola, cioè per ognuno di noi.

Chi è abituato a credere nelle autorità, quali i medici o le figure religiose senza metterle mai in discussione, o ai mezzi esteriori quali la chimica, le sostanze curative od a terapie che, invece di agire dall'interno agiscono dall'esterno sul nostro corpo, si aggrappa ad una mentalità ed uno stile di vita che si rivelerà sempre più inefficace e impraticabile. Siamo ormai entrati in una fase evolutiva dell'umanità dove vecchi sistemi, o abitudini che una volta funzionavano ed avevano anche una loro ragione d'essere, oggi non vengono più sostenute da un'energia interiore e si stanno sgretolando. Funzionano ormai poco già nel presente ma saranno completamente inefficaci in futuro. Molti concetti, credenze e soluzioni una volta efficaci non risuonano più con una umanità che ora si sta lentamente risvegliando.

Si tratta quindi di attuare un cambio di paradigma e di coscienza. Ovvero, di vedere le cose da una prospettiva superiore senza cercare di trovare vecchie soluzioni per nuovi problemi e che non funzionano più o comunque ci tengono legati ad uno stadio evolutivo sempre uguale a sé stesso. Il cambiamento incomincia innanzitutto da un atteggiamento interiore che modifica il nostro punto di vista.

Per questa ragione molti di coloro che sono guariti da una malattia potenzialmente letale, che sembrava fornire solo motivi per una visione pessimista della realtà, riferiscono come essa abbia avuto una funzione rigeneratrice e che ha favorito, sia pur forzatamente e con la sofferenza, un cambiamento interiore. Essere disposti a rinascere a nuova vita è una delle basi e condizioni essenziali per ritrovare una nuova salute. Dobbiamo imparare a metterci in quell'ottica in cui la funzione della sofferenza non è più vista solo come un doloroso accidente casuale ma un'amica che ci porta un messaggio che incita ad una seconda rinascita. Sta a noi decidere se vogliamo ascoltare.

Autostima ed amor proprio

Negli ambienti new age si ha dato molta importanza come base necessaria per il cambiamento di noi stessi il cosiddetto 'pensiero positivo'. L'importanza e l'efficacia del pensiero positivo è stata mio avviso un po' esagerata. In quanto non ritengo che sia poi così necessario sempre pensare positivo, piuttosto è molto più urgente ed efficace l'evitare il pensiero negativo. Non è la stessa cosa. Pensare positivo dovrebbe significare prima di tutto che non dobbiamo focalizzarci sulla negatività delle cose, delle persone, degli eventi nel mondo o gli avvenimenti della nostra vita (altra ragione per spegnere la TV). Più ci si focalizza sul negativo e più capiteranno cose negative. Molti hanno la tendenza di andare costantemente alla ricerca delle cose negative negli altri anziché riconoscerne quelle positive. Anzi, anche quando tutto è andato bene si sentono quasi a disagio e vanno a guardare dove sta il classico 'pelo nell'uovo', che puntualmente troveranno sempre, per potere di nuovo scaricare una marea di critiche e di commenti negativi sugli altri. È qualcosa che si tende a fare molto più mentalmente, magari senza esplicitarlo verbalmente, ma non per questo è un fatto meno grave. Facciamo un onesto esame di coscienza per vedere se apparteniamo a questa categoria. Chi scrive lo era. Ogni cosa che gli altri dicevano e facevano andavo sempre e solo a guardare il lato negativo delle cose ed emettevo sentenze costantemente su tutti e tutto. Ho dovuto imparare a rendermi conto della mia negatività e smontarla pezzo per pezzo con un lungo lavoro interiore. Ci vuole tempo infatti, perché si tratta di una abitudine quasi cronica e che si ripresenta automaticamente, anche perché la critica dell'altro è sostenuta da un sottile piacere in cui è facile volersi crogiolare.

Pertanto, pensare positivo significa prima di tutto diventare coscienti dell'abitudine del pensiero negativo e intraprendere qualcosa per capovolgerla in un'abitudine positiva. Più si giudica negativamente e maggiore sarà l'energia che si conferisce a ciò che si giudica. Esercitati negli atti di compassione, generosità, gentilezza e amore. Nota le cose belle, pratica gli atti di gentilezza, meravigliati della Natura, sorridi, anche interiormente, ad un bambino che combina un pasticcio e fai lo stesso con gli adulti che, come diceva qualcuno un paio di millenni fa, 'non sanno ciò che fanno'. Invece di andare in cerca delle debolezze altrui, nota invece dove anche gli altri praticano atti di compassione, generosità, rispetto e pace. Vedrai che esistono molte più cose positive e molta più positività nel mondo di quello che prima riuscivi a vedere.

In realtà, se ci si guarda dentro onestamente, ci si accorge che il pensiero negativo è l'espressione di una insoddisfazione con sé stessi e di una insicurezza, essa stessa espressione di paure inconsce. Chi è soddisfatto con sé stesso non ha tendenze di critica permanente verso gli altri e verso ciò che succede nel mondo. Ciò significa che il pensiero positivo non si può praticare fino in fondo se prima di tutto non esiste un altro ingrediente essenziale e la cui mancanza è solitamente la ragione inconscia della nostra negatività proiettata verso gli altri: l'autostima e l'amor proprio.

Uno dei fattori più devastanti di cui la mente corporea può rimanere ipnotizzata è infatti la mancanza di autostima ed amor proprio. È l'altra faccia della medaglia del narciso e di coloro che hanno un ego magnificato.

Per la maggior parte noi ci identifichiamo col nostro corpo. Anche chi crede nell'esistenza dell'anima e in un aldilà comunque si riconosce in quanto persona in questo aggregato di carne ed ossa. E quando non abbiamo autostima e non ci vogliamo bene, il messaggio che arriva alla coscienza delle cellule è *"non vi voglio bene"*. Chi non ama sé stesso non può avere rispetto di sé stesso, e questo si rifletterà prima o poi sulla salute o sotto forma di varie sofferenze di ordine fisico-psichico. Se sei una persona che non si considera meritevole di qualcosa, se anzi pensi di esserti meritato le disavventure che ti sono accadute in passato, se sei convinto di non potere avere un futuro migliore perché non ti consideri all'altezza, ebbene, sappi che sei a forte rischio di malattia. Potrebbe manifestarsi con un semplice raffreddore, e ci diremo *"è un virus"*. Oppure p.es. in un diabete, e il medico ti dirà *"è genetico"*. Oppure qualcosa di più grave, ma poi ci diremo *"che sfortuna, che ho fatto per meritarmi una cosa del genere?"*

Allora, senza nulla togliere all'interpretazione della medicina ufficiale, e se ti riconosci in questa categoria psicologica, prova intanto a scrollarti di dosso quel senso di inadeguatezza, di disvalore, di così poco amor proprio che hai per te stesso. Molto importante è che recuperi la tua stima per te stesso in funzione degli altri. Non permettere che altri ti tolgano il tuo diritto ad essere ciò che sei e sai di essere veramente.

Ci sono persone, spesso anche all'interno delle nostre stesse famiglie, che hanno una grande abilità nell'estrarre dal nostro corpo e dalla nostra psiche una considerevole quantità di energia vitale, facendo leva sui nostri punti deboli quali p.es. su un senso d'inferiorità o ferendo il nostro orgoglio. Ci sono dei meccanismi simili ad una sorta di 'vampirismo occulto' per cui accettiamo incondizionatamente di essere schiavi di altre persone. Dobbiamo decidere una volta per tutte di non lasciare che altri possano manipolarci come dei pupazzetti. Può succedere con una figura genitoriale, un coniuge, il datore di lavoro o i colleghi, ecc. Ricordiamoci che abbiamo il diritto di essere trattati umanamente, con pari dignità e con rispetto. Se rinunciamo ai nostri diritti sacrosanti di essere liberi nel esprimere noi stessi e lasciamo che altri gestiscano la nostra vita, e quindi la nostra felicità, questo è uno dei più evidenti segni di mancanza di rispetto per sé stessi, con tutte le conseguenze che ciò può comportare.

Spesso non siamo coscienti di questi processi inconsci. Alcuni sono così abituati, magari fin dall'infanzia, quasi ad insultare la propria dignità e nel rinunciare ai diritti che gli spettano, che non si accorgono nemmeno che stanno annullando sé stessi. Molti hanno un'autostima ed amor proprio ridotti al lumicino e spesso nemmeno se ne accorgono. È spesso il caso di persone che hanno un alto senso del dovere, magari giustificandolo come 'sacrificio necessario' che devono compiere per aiutare gli altri e si auto-immolano con la scusa che si sentono obbligati di salvare qualcuno. È pertanto importante fare un profondo esame di coscienza ed essere onesti con sé stessi per vedere se non sia un film che ci si proietta per sfuggire alla realtà.

Pertanto, una sana dose di 'egoismo positivo', va benissimo. Si tratta di porre dei limiti a chi ci circonda e riconquistare il proprio status ed immagine di sé stessi. Comunica al tuo corpo, a tutto il tuo essere che d'ora in poi hai preso la decisione risoluta che ti vorrai bene. Rifiuta di dare ascolto a quelle idee, false credenze e suggestioni esterne (si tratta di pensieri dentro alla nostra testa, ma che in realtà sono suggestioni che vengono dall'esterno!), a quella voce falsa che sussurra "tu non vali", ed accetta il fatto che anche tu, come tutti gli esseri umani, non hai solo difetti ma anche qualità.

L'amore per sé stessi parte dall'abbracciare ed accettare ogni emozione personale senza resistenze ma con Amore e Gratitudine per le lezioni che ci forniscono. I dolori e le sofferenze sia di natura fisica che emotiva non devono essere rigettate come un male o una terribile sfortuna del destino, ma accettate, osservate e capite per quel che vogliono insegnarci. C'è sempre una lezione nel dolore che deve essere imparata. Comprendiamo quale e cerchiamo di approfittarne per imparare il più presto possibile. Non volere guardare dentro a sé stessi e le proprie emozioni cercando solo di eliminarle disperatamente finirà solo per rafforzarle e radicarle ancora più profondamente nel subcosciente.

Ma amare sé stessi significa prima di tutto accettare e perdonare sé stessi. Guardiamo ai nostri difetti ed alle nostre debolezze come un bambino che sa di non essere perfetto ma che sa anche di essere ancora un bambino. Siamo dei principianti nella vita, dei simpatici pasticcioni che cercano di fare del loro meglio ma che spesso non ci riescono, non perché non vogliamo o non siamo degni, ma semplicemente perché ognuno di noi ha debolezze e punti di forza e perché agli occhi di Dio siamo ancora dei bambini. Impariamo a guardare alle nostre debolezze con un sorriso. Accettiamo di essere fallibili e guardiamo ai nostri errori non come una prova che non meritiamo di essere amati ma del fatto che siamo ancora dei bambini nella manifestazione cosmica.

Questo significa accettare anche il proprio corpo. Un problema tipico, specialmente per le donne, è quello di accettare quello che vedono allo specchio. Spesso, in una società in cui si pone un valore esagerato sull'aspetto estetico esteriore, molti sono permanentemente preoccupati nel curare il loro aspetto fisico. Se questo non corrisponde alle aspettative può anche innescarsi un rifiuto ed una mancanza d'amore verso quell'aggregato di carne ed ossa e che troppo facilmente identifichiamo con quel 'me stesso'. Questo a sua volta produce altri meccanismi sottili e subconsci di rifiuto non solo verso il corpo ma della nostra persona per intero. Infine, il messaggio arriva alla coscienza del corpo, di nuovo con potenziali conseguenze negative. Dobbiamo imparare a dis-identificarci dal corpo come rappresentante di quel io o quel che pensiamo di essere. Siamo molto di più, e se riusciamo a comprenderlo veramente forse non ci vedremo più così brutti allo specchio. Amare sé stessi quindi significa amarci per tutta l'interezza di quello che siamo e rappresentiamo, nel bene o nel male, nella perfezione o nell'imperfezione.

È il primo passo verso l'Amore incondizionato. Non l'amore egoista così tipico degli umani che pone condizioni e che ama solo se si è amati o se si ottiene qualcosa in cambio. L'Amore incondizionato non pone condizioni, accetta gli altri per quel che sono ed è la chiave per accettare sé stessi. L'Amore incondizionato sorride ai nostri difetti ed alle nostre debolezze perché vede il bambino interiore che è in noi. È così che si riesce anche a vedere il motivo per cui altri commettono del male: spesso sono costretti a farlo, si vede che non sanno e non possono fare di meglio. Ed è con lo stesso Amore incondizionato che si deve anche amare sé stessi. Amare incondizionatamente se stessi facilita tutto, spesso risolve traumi, conflitti e problemi fino ad allora irrisolti. Significa accettare sé stessi senza condizioni fino in fondo. Non in un senso passivo che giustifica ogni debolezza, ma un atteggiamento interiore per cui non poniamo condizioni al flusso d'Amore verso noi stessi ed accettando quel che siamo ora, nel presente, sia pur in una prospettiva di un miglioramento futuro.

Se non si è ancora in grado di arrivare a tanto, è comunque importante ricordare che ognuno di noi è unico. Tu sei qui per una missione ed uno scopo. Parla al tuo corpo, al tuo organismo, a tutto il tuo essere e comunicagli che d'ora in poi ti consideri una persona che vale ed ha molto da offrire anche agli altri e che tendenze autolesioniste non verranno più accettate. Continua questo esercizio mentale ed emozionale nel tempo e poi vedi se non ha dei riflessi benefici anche sulla tua salute. Considera seriamente l'eventualità che se soffri di una malattia di cui non riesci a liberarti questo non possa avere forse a che fare con la tua mancanza di autostima. Ed impara a fidarti dei segnali che ti manda il corpo e sopra tutto di te stesso! Smettila di imbottirti di medicinali e credi al tuo corpo ed alle tue capacità e potenzialità! 'Il corpo è una macchina meravigliosa' ci dicono alcuni. 'Falso', diciamo noi. Il corpo ha ed è una 'coscienza' meravigliosa che, se non bombardato dalle suggestioni negative esterne o nostre, sa meglio di chiunque altro che cosa è bene per lui. Ed esattamente nello stesso modo dobbiamo anche noi smetterla di accettare acriticamente le suggestioni altrui (spesso trasmesse con la maschera di 'saggio consiglio' di chi ne saprebbe di più) e prendiamo una volta per tutte la decisione risoluta di credere in noi stessi!

Ed anche qui bisogna sapere 'connettere i puntini'. A volte quella mancanza di amor proprio è subconscia ed inconsapevole. Ci sono mille modi con cui noi umani riusciamo a non volerci bene. Spesso senza nemmeno rendercene conto, senza neppure sospettarlo. Per illustrare quanto subdola la cosa può essere ritorno al fare un esempio da un'esperienza personale.

Una volta fui affetto da un dolore che si ripresentava ciclicamente nel tempo: un intenso dolore ad und muscolo del collo (lo sternocleidomastoideo sinistro). Una volta si presentò particolarmente virulento e bruciava come il fuoco. Presentava tutti i sintomi di una infezione virale (non ho fatto controllare da un dottore se fosse così, ma i sintomi erano quelli). Non mi permetteva di fare i movimenti con il collo e potevo a malapena girare la testa, come un sorta di forte torcicollo, ed un'intensa sensazione di bruciore che si estendeva addirittura fino al braccio sinistro. La cosa è andata avanti più o meno per una settimana e poi, raggiunto il culmine della virulenza, si è calmato e ridotto quasi del tutto (rimase a lungo ancora una sensazione di 'cicatrice'). La cosa tendeva ad estendersi anche altrove e, assieme ai miei sintomi di burnout, aveva reso il senso di stanchezza in un dolore sotto forma di bruciore su tutto il corpo.

Comunque, questi erano solo i sintomi esteriori. Naturalmente è una descrizione del tutto superficiale che non dice nulla sulle cause reali e che, come quasi sempre, non sono fisiche. Infatti, guardando bene vedo che alla fine il motivo scatenante si presentava ogni qualvolta ritornavano sui miei pensieri di rabbia repressa. Roba vecchia e che non ho mai capito da dove venga (non ricordo di avere subito traumi da bambino o dopo che potessero giustificare una cosa così intensa e ostinata, forse sarà una vita passata...?). Ma poco importa, perché capire le origini e ragioni di un sintomo psicologico con la mente (tipo con la psicoterapia, ecc.) può essere interessante e spiegare molte cose, ma raramente serve in modo efficace come terapia.

Come collegare un sintomo psicologico di rabbia repressa con un mal di collo? In fondo non è poi così difficile. Si tratta prima di tutto diventare capaci di guardare a ritroso nel tempo quale era il proprio stato d'animo prima che si presentano i sintomi fisici. Cercando di ricordare come mi sentivo nelle 24-48 ore precedenti, prima che mi accorgessi del sorgere dei primi sintomi, mi resi conto che il giorno prima caddi in uno stato emozionale depressivo accompagnato da forti risentimenti e di rabbia. Guardando ancora più a fondo e con sincerità vidi come quei risentimenti, che la mente proiettava su altre persone, in realtà era una rabbia verso me stesso perché non riuscivo a soddisfare le aspettative di quelle persone. Aspettative che, per altro, erano assurde e non avevano nessuna necessità di essere soddisfatte.

Quello che serve è cambiare l'atteggiamento interiore. Nel caso specifico ero ancora troppo in superficie, perché sapere che i dolori o una cosiddetta 'malattia' sono originati da rabbia repressa non cambia un granché. Basterà un niente per farla tornare di nuovo in superficie e causerà di nuovo sempre lo stesso problema. È invece molto più importante sapere come evitare l'emergere di una cosa del genere, una sorta di 'melma' del subconscio', senza tanto perdere tempo nel chiedersi del perché e del percome sia lì.

Allora vado avanti e, oltre ad un risentimento inconscio contro la mia stessa persona, vedo anche la mia assoluta intolleranza verso me stesso quando faccio qualche errore, anche il minimo sbaglio. Questo potrebbe essere dovuto al fatto che mio padre era un tipo che non perdonava mai nulla, qualsiasi errore veniva subito criticato e messo in bella evidenza. Ma come dicevo, questo conta poco. Alla fine, gratta gratta, vedo che si tratta di una mancanza di amor proprio verso me stesso, il che porta sempre verso un atteggiamento ipercritico nei propri confronti. Non mi perdono mai nulla, più o meno inconsciamente prendo anche le più ridicole delle critiche alla mia persona estremamente sul serio, esigo quindi da me l'impossibile e corro, corro, corro, stressandomi fino allo sfinimento. Da cui burnout e compagnia bella.

Ma a questo punto, la soluzione era a portata di mano. Non guardo a che cosa posso fare per eliminare i sintomi, ma per cambiare atteggiamento verso me stesso. Sul come imparare ad amare di più se stessi credo siano stati scritti tomi. Non è il caso di farne un riassunto qui. Quello che io uso è anche una meditazione, la cosiddetta 'meditazione del sorriso interiore e del cuore', quella che fa venire in superficie il 'bambino interiore'. Il semplice fatto di avere riconosciuto la vera causa e l'avere deciso di cambiare atteggiamento interiore verso me stesso, questo fece sparire il problema di superficie (l'intenso bruciore al muscolo del collo) che, se prima si manifestava quasi con regolarità, da allora non si ripresentò più.

Come sempre, si tratta di metodi che hanno bisogno di un approccio del tutto personalizzato, quello che funziona per qualcuno non è detto che funzioni anche per gli altri. Non ha senso volere collegare necessariamente una infiammazione al collo con una inconscia mancanza di rispetto per se stessi. Questo era valido nel mio caso, è tutto da vedere se abbia anche una validità universale. Probabilmente non ce l'ha per nulla!

Quello che importa invece è riconoscere il metodo e come si basa sulla scoperta di un principio di causa ed effetto trovando il 'bandolo della matassa'. Prima scopriamo il dolore, la malattia. Chiediamoci quale atteggiamento avevamo assunto nelle ore o nei gironi precedenti. Non sarà improbabile scoprirci in un qualche stato psichico negativo. Vediamo di lavorare su quello stato psichico, p. es. imparando ad accettare noi stessi ed amarci e perdonaci di più. E poi vediamo se la sofferenza, il dolore, la 'malattia' si ripresenta. Sono sicuro che nella stragrande maggioranza dei casi, se abbiamo veramente cambiato qualcosa dentro di noi, se c'è stato un cambiamento di spirito ed atteggiamento interiore, il sintomo non comparirà più. Semplicemente perché non ha più ragione d'essere. Ha svolto la sua funzione.

Dai uno scopo alla tua vita

La mancanza di autostima in alcuni ha come conseguenza anche quel vivere alla giornata, quel lasciarsi andare alle onde del destino come una foglia secca senza più ragione d'essere. Una delle cose che più incidono sulla nostra psiche, salute mentale ed emozionale e quindi anche fisica, è l'assenza di uno scopo nella vita. In questo stato interiore il corpo si mette per 'default' in un corrispondente stato di coscienza negativo per cui si apre praticamente a qualsiasi forma di malanno. Perché se la coscienza mentale non sa che scopo darsi, quella corporale si chiederà altrettanto e ben presto ne trarrà le dovute conclusioni. È un fatto scientificamente ben dimostrato che gli individui che si pongono una meta nella vita e che si tengono sempre occupati con una passione, un hobby ed attività, hanno un'aspettativa di vita superiore a coloro che non appena vanno in pensione si sentono persi, si annoiano e non si pongono nuovi obbiettivi. E se credi che tale longevità sia solamente dovuta alla maggiore attività fisica di chi continua a lavorare per una passione che nutre anche in età avanzata, vuol dire che non sei ancora nel principio e nell'essenza del messaggio che cerco di convogliare. Non si tratta solo di un po' di moto giornaliero in più, sia pur anche questo possa giocare un certo ruolo. Si tratta di assumere uno stato di coscienza, un atteggiamento interiore che manda un segnale ben chiaro alla coscienza del corpo: *"il tuo tempo non è ancora venuto, ancora molto altro c'è da fare"*. Ed il corpo si regola di conseguenza. Naturalmente la cosa non può essere solo pensata, ma deve essere sentita e vissuta. Una volta che continua a sgorgare quell'energia interiore la cosa avrà conseguenze fisiche concrete e tangibili.

Pertanto, non vivere alla giornata senza uno scopo, come se la tua esistenza su questo mondo fosse stata programmata senza un senso. Se non ci si pone obbiettivi, anche in età avanzata, si rischia di scivolare nella noia e poi la depressione. Una volta caduti nella fossa della depressione tutto diventa più complicato e risalire la china è molto più difficile. Guarda indietro alla tua vita e cerca di capire a che cosa ti ha preparato. Ed una volta che l'hai capito vivi quella missione, quello scopo, quel senso che ha la tua vita con gioia e determinazione. E se non trovi uno scopo almeno scegliti una passione, un hobby, un passatempo che ti piace e ti enga lontano da pensieri negativi.

Non te la raccontare. Se ti trovi davanti all'alternativa di dovere passare la giornata in ospedale per fare esami clinici o di perseguire una passione o un'attività connessa allo scopo, LO scopo della tua vita, fai la seconda cosa. Ognuno di noi ha uno scopo o può coltivare degli interessi, una ragione d'essere, una missione da compiere in questo mondo e con cui può tenersi occupato tutta la giornata. Non andiamo in cerca di pretesti per dirci che non possiamo farlo *("non ho abbastanza soldi, è troppo tardi, non ho tempo, non ho più l'età, chissà che cosa penseranno gli altri, ecc.")*. Una vita vissuta senza scopo e passioni manda un messaggio diretto alla coscienza delle cellule che è equivalente al dirgli *"voi siete senza scopo, non meritate, la vostra esistenza è inutile"*. E allora incominceranno a morire. Per chi si ritira in una forma di apatia, specialmente in età pensionabile ma non solo, le conseguenze fisiche non si faranno attendere di certo, oppure perpetuano una malattia del passato.

Tuttavia evita d'importi un percorso, una vita, che non sia la TUA vita, la tua passione, il tuo lavoro, il tuo partner, la tua missione e ragione d'essere. È inutile sforzarci nell'essere o diventare ciò che non siamo o non siamo stati creati per diventare. Trova un'attività, una professione, un lavoro o un passatempo che meglio rappresenta la tua anima ed essenza. Fai attenzione che deve essere un'attività che sgorga dal Cuore. Lo capirai facilmente dal fatto che ti dà gioia, soddisfazione ed energia interiore. Altrimenti ci si obbliga a percorrere tra mille sacrifici e sforzi inutili una strada che non è la propria. Non torturati con un lavoro che non ti piace, esercita una professione che è quella che tu senti dal Cuore essere quella giusta per te. Se è necessario cambiare lavoro, anche se questo comporta dei rischi, la cosa giusta da fare è dimettersi.

P.es., ho conosciuto una persona che soffriva di forti emicranie. C'erano giornate dove era obbligata a letto nella più perfetta oscurità. Il medico le disse che purtroppo non c'era molto da fare, sarebbe tutto 'genetico'. Stava studiando in una facoltà universitaria che non sentiva affatto essere la propria (uno studio probabilmente imposto dai genitori), ma che si era imposta violentandosi anno dopo anno, esame dopo esame, vivendo il percorso accademico come un'esperienza dolorosa e lacerante. E guarda caso, quando finalmente decise di rinunciare agli studi, l'emicrania scomparve d'improvviso. Evidentemente nemmeno i geni potevano impedire la guarigione apparentemente 'miracolosa'. Oggi la medicina, quando non sa e non conosce ciò che diagnostica, etichetta comodamente tutto come 'genetico'. È una moda del nostro tempo, anche questo passerà.

La morale è sempre quella: malgrado le crisi esistenziali, finanziarie e le difficoltà materiali, dobbiamo cercare di sceglierci un percorso, uno studio, un lavoro o delle passioni e degli interessi consoni allo scopo della nostra vita che ci diano una soddisfazione non solo materiale ma anche e specialmente interiore. Scegli una professione che sgorghi anche da un'aspirazione del Cuore, non solo del portafogli. Se quando vai al lavoro il lunedì mattino incominci già a pensare al fine settimana e ti ritrovi sempre malato, magari prova a chiederti se non ci possa essere un nesso?

Pertanto non torturati nel perseguire obiettivi che non hai già nel Cuore. E non perdere tempo davanti alla TV o in attività che non ti rigenerano psicologicamente. Bisogna essere risoluti nel trovare la propria ragione di vita e perseguirla con passione! Chi dice di non averne non conosce ancora abbastanza sé stesso (di nuovo, non te la raccontare). Ed una volta che sai qual è usala anche per ispirare gli altri. Scoprirai le tue vere doti, che sei molto esperto in qualcosa, una cosa che ti è molto propria e appartiene alla tua più intima essenza del tuo essere. Libera il tuo potenziale inespresso! E se condividerai come un dono questa potenzialità con altri, potenzialità che è intimamente legata anche alla tua missione, allora scoprirai che questo sarà fonte di energia rigenerante sia psichica che fisica.

In caso dovessi soffrire di una patologia potenzialmente letale, tipicamente un tumore maligno, poniti anche un'altra domanda: che cosa farai della tua vita una volta avvenuta la guarigione (che dai per sicura, naturalmente)? Hai dei progetti di vita per il 'dopo'? Ti sei posto degli obiettivi una volta che sarai passato attraverso ed oltre al 'tunnel'? Decidi queste cose qui ed ora, non rimandarle! Perché così si pone la coscienza delle cellule in uno stato di consapevolezza e percezione del futuro dove divengono coscienti di una loro rinnovata funzione e necessità. Ora, per loro non solo c'è un nuovo futuro. Non è un dettaglio da risolvere domani, è invece una condizione imprescindibile per la guarigione da decidersi oggi.

Sapere perdonare e chiudere col passato

Un'atra ragione che semina zizzania nella coscienza fisica sono i ricordi dei dissapori passati e presenti. Le ragioni per cui possiamo serbare un forte rancore o anche odio verso certe persone, tipicamente le figure genitoriali, oppure parenti, coniugi, ex amici, datori di lavoro, ecc. sono innumerevoli. Gli abusi (specialmente quelli di natura sessuale), le ingiustizie, le umiliazioni subite da parte di conoscenti e persone del nostro passato (oppure ancora nel nostro presente), possono lasciare tracce profonde nella nostra psiche e, per riflesso, nella coscienza corporea.

Inoltre, le emozioni di risentimento, odio, rabbia, vergogna, colpa, paura, ecc., possono anche essere la manifestazione di memorie cellulari di un lontano passato di cui non abbiamo più un ricordo cosciente. Qui affondano le radici di quelle paure irrazionali apparentemente inspiegabili o degli incontrollabili attacchi di panico e di cui non sappiamo dare alcuna ragione logica ma di cui molti, pur essendo perfettamente consapevoli della loro irragionevolezza, ne rimangono prigionieri per anni, a volte per tutta la vita. E questo anche se non c'è stato abuso o danno fisico alcuno. Perché non è l'ingiustizia e la violenza, sia psicologica che fisica, in sé che lascia le tracce prolungate nel nostro fisico, è invece il ricordo, e specialmente il mantenimento ricorrente nel tempo dei pensieri di rancore, astio ed odio nei confronti di qualcuno che s'imprime nel subcosciente mentale, emotivo e cellulare. Questo fa ricadere la coscienza del corpo in uno stato di continuo contatto con zone del nostro subconscio che è buio, pieno di rancori e chiuso alla Luce.

Magari non ne siamo direttamente consapevoli ma quella continua attività mentale che va a rivangare il passato, quel continuo brusio mentale non espresso esteriormente di risentimento verso una o più persone, quel essere sempre arrabbiati con il mondo che non è mai così come vorremmo, quel sentirlo come un nemico esterno contro cui dobbiamo eternamente combattere, tutto ciò pone l'organismo in uno stato di stress altrettanto permanente che non può non avere delle conseguenze molto reali che andranno prima o poi a concretizzarsi nella materia. Sono abbastanza convinto che in molti una delle cause dell'insorgenza di malattie, se non la causa primaria è, insieme alla paura di ammalarsi, proprio l'acredine verso le persone e il mondo. Per molti la maggior parte della giornata è costellata da pensieri di rancore e risentimento più o meno inespressi esteriormente, come tenuti in una pentola a pressione. Ma la coscienza del corpo conosce tutto quel che pensiamo e dei nostri stati d'animo e reagirà indubbiamente di conseguenza. Sospetto, in base all'esperienza dei casi che ho conosciuto, che il rancore, la paura e la disistima di sé stessi sono le maggiori cause, per così dire 'occulte', dell'insorgenza dei tumori.

Naturalmente il collegamento dobbiamo saperlo fare noi. Se ci convinciamo che è stata solo 'sfortuna' o tutta colpa di qualche virus o agente patogeno con cui siamo venuti in contatto per 'coincidenza' (maledette 'coincidenze'.... no?), non ne verremo fuori. Se vediamo sempre i difetti altrui ma non anche quelli nostri non potremo mai fare dei passi in avanti ed avere una visione della verità delle cose nel loro insieme, e sarà la menzogna ad esprimersi.

Se invece vogliamo uscirne è anche su questo che dobbiamo lavorare. La cosa da farsi è quella di abbandonare il passato e vivere nel presente senza ricadere nel turbinio mentale che vuole rivangare tutto quello che è stato. Perdersi nel marasma del dolore dei torti subiti non cambierà i fatti. E sopra tutto perdoniamo! La pratica del perdono è liberatrice. Mentalmente e fisicamente. E se proprio non riesci a perdonare almeno metti da parte il risentimento, non ci pensare più, chiudi col passato. Non è per gli altri che si deve perdonare ma per sé stessi. Per la tua salute mentale, emotiva e fisica.

Perdonare significa mettersi in uno stato di coscienza che vede le cose da un angolo di osservazione più alto ed ampio e per cui si diviene consapevoli che niente accade per caso.

La suggestione più autolesionista: vittimismo e l'innamorarsi della malattia

Chi guarire non vuole, guarire non può.

Potrà sembrare strano, quasi offensivo, sentirsi dire che la propria sofferenza sia causata dal rifiuto di aprirsi, guardarsi dentro e guardare oltre. Quasi fosse colpa nostra se ci ammaliamo, se soffriamo.

Innanzitutto va precisato che qualsiasi pensiero di 'colpa' va messo da parte. Non si tratta di auto-flagellarci con pensieri colpevolizzanti. Anche questo non farebbe altro che posporre o anche evitare un miglioramento.

Tuttavia riconosciamo che una parte di noi stessi spesso non è sincera. Esiste in noi un meccanismo subconscio che rifiuta di essere sincero. In un certo senso è un'altra personalità in noi che non sempre vuole il nostro meglio. Una personalità nascosta a cui piace raccontarsela.

Forse avrete notato che c'è una categoria di persone che sono in qualche modo quasi compiaciute con sé stesse quando sono ammalate. Quasi che l'ammalarsi le elevi ad uno status superiore. Come se nel dolore e nella sofferenza della malattia si sentissero meglio. In molti non c'è un reale sforzo per guarire, anzi non vogliono proprio guarire. Ci sono persone che frequentano i gruppi di supporto psicologico per decenni. Le ragioni possono essere le più varie, per alcuni può essere la ricerca di una consolazione da parte delle persone che ci circondano, quell'istinto all'autocommiserazione a cui è facile cedere il passo se non si è accorti nell'identificarlo. Quel crogiolarsi nella malattia, quasi vantandosi di essere ammalati per mostrare agli altri quanto peso nella vita si è costretti a sopportare, è uno dei condizionamenti più sbagliati che le cellule del nostro corpo possono subire. Il reiterarsi del male, delle sofferenze e delle malattie è assicurato. Naturalmente ci si piangerà poi addosso lamentandosi di quanto 'sfortunati' si è per avere un organismo così debole e sempre in preda ad ogni disfunzione. Guarita una malattia, ecco che se ne presenta un'altra. Apparentemente per cause molto diverse. Ci si chiede *"che cosa ho fatto per meritarmi questo?!"* Oppure ci si riprende finalmente da una malattia e poi si scopre che ritorna puntualmente con quel che chiamiamo 'ricaduta'. Si finisce per parlare di 'sfortuna', si trova conferma, il cerchio si chiude ed il circolo vizioso continua.

Ricadere nel vecchio stato può succedere, è normale. Ma siamo veramente sicuri che non c'entriamo e che non possiamo farci nulla? Come viviamo la malattia? Forse c'è qualcosa in noi che se ne è innamorato? C'è qualche parte del nostro essere a cui piace farsi vedere ammalato? Forse per sentirsi consolare dagli altri, oppure per potersi dimostrare quanto si è vittime di un destino crudele?

Molto comune è quindi l'atteggiamento della vittima. Quel atteggiamento che assumono coloro che vorrebbe convincere tutti quanta sfortuna gli sia caduta addosso, come devono portare su di sé un grosso fardello e che si scandalizzano per quanto incompresi siano per tutto quello che devono passare. L'impostazione della vittima corrisponde ad uno di quei movimenti interiori psicologici che si riflettono a specchio sulla coscienza fisica e pertanto di solito perpetuano i sintomi ed il male all'infinito, fino a quando non cessa il vittimismo e si accetta che anche il peggiore dei mali potrebbe avere un senso e una ragione d'essere che vuole insegnarci qualcosa. Questi meccanismi sono solitamente inconsci ed agiscono in un mondo dove il fisico e lo psichico si fondono e sono interdipendenti.

Eppure, prima o poi, non se ne può più e ci si dimena, si urla al mondo quanto ci si sente sconfitti, quanta rabbia si ha nel corpo, ci si incolpa per la propria incapacità di 'venirne fuori' oppure per non sapere dove stia la soluzione. Allora si va in cerca di mezzi e di 'metodi' esteriori. I mezzi materiali esteriori li abbiamo ampiamente elencati: medicine, dottori, terapie, alimenti, ecc. Esiste però una zona grigia tra la soluzione materiale e la soluzione spirituale della coscienza: quella die 'metodi' e le 'terapie' psicologiche. Tipici esempi sono la psicoanalisi, le terapie psicologiche, la meditazione, gli esercizi spirituali, l'uso di (vere o presunte) energie sottili, ecc., ovvero tutti quei sistemi che non si rifanno ad un intervento medico esteriore. Per quanto questi sistemi vadano bene nei svariati contesti, rimarranno comunque in superficie se l'attenzione su noi stessi rimane insincera. La meditazione e le terapie di natura psicologica non avranno molto effetto se continuiamo a rimanere attaccati in modo quasi morboso a sentimenti di poco amor proprio o continuiamo a girare attorno a pensieri di oppressione, specialmente quelli che rivangano il passato, o non vogliamo rinunciare nel giocare il ruolo delle vittime senza deciderci una buona volta di distaccarci da quei movimenti interiori fasulli e finalmente prendere in mano la nostra vita con senso di responsabilità. Esiste in noi qualcosa che si compiace vedersi sia vittima che carnefice. C'è chi da una parte si incolpa, si sente incapace, fallito e sconfitto e magari dall'altra cerca i responsabili della propria sofferenza al di fuori di sé stesso. Se manca quella sincerità di fondo che non riesce e non vuole vedere questi meccanismi più o meno inconsci, il praticare meditazioni o l'adottare approcci psicologico non porterà lontani.

Con questi presupposti, anche la speranza che terapie di tipo energetico (Reiki, pranoterapia, ecc.) possano funzionare rimarrà delusa. Perché con i falsi atteggiamenti interiori si pone il corpo in uno stato non-ricettivo. Le energie che si spera risolvano o possano alleviare la sofferenza non potranno agire in quanto non troveranno un corpo ricettivo. Se si è refrattari e si rifiuta di cambiare perché esiste una insincerità inconscia di fondo che vuole mantenere lo stato delle cose come sono, allora non c'è speranza. Anzi, le energie e le forze che si suppone debbano guarirci possono anche peggiorare la situazione che si produce a cause di una resistenza emotiva e/o mentale. Se non andiamo a fondo delle cause perché continuiamo a dare retta a qualcosa dentro di noi che non vuole cambiare, anche una eventuale guarigione si rivelerà soltanto temporanea per portarci al punto di partenza.

Sembra tutto molto difficile, ed in un certo senso lo è, perché la perfetta sincerità con noi stessi è solitamente molto più rara che la sincerità con gli altri. Tuttavia, la buona notizia è che se invece il cambiamento interiore si realizza, il resto del processo di guarigione diventa solo una questione di tempo, spesso è anche molto rapido e i metodi per raggiungerlo (meditazioni, energie, terapie, ecc.) risultano essere le stampelle, quasi solo un dettaglio.

Pensiamoci. Cerchiamo di essere onesti con noi stessi. Ho conosciuto molte persone che sono perennemente in malattia con questi tratti caratteriali. La soluzione è riconoscere a sé stessi quanto male ci si fa in questo modo e smetterla di considerarsi delle vittime ma rendersi conto che si può diventare degli attori del proprio destino. Le malattie, anche quelle considerate 'gravi' come i tumori, sono spesso un'espressione della nostra personalità. Guardiamoci dentro ed agiamo di conseguenza. Una volta riconosciuto il tuo 'falso sé' dai una nuova direttiva al tuo carattere. Poi, non pensare più *"oh, me misero, me tapino, sono stato bastonato dal destino"*, ma rivolgiti al tuo corpo e digli *"basta con la malattia, tu non sei diverso dagli altri corpi, puoi essere sano come gli altri se lo vuoi. Smettila di compiacerti del male in cui ti trovi, non meriti più attenzioni degli altri solo perché ora sei, anzi ***credi****, di essere disabile. Alzati e cammina!"*

L'alimentazione e coscienza fisica

Oggi si presta giustamente molta importanza al potere curativo e preventivo di una corretta alimentazione. Più che mai siamo infatti bombardati dai prodotti e dalla pubblicità delle industrie alimentari che ci rifilano spesso cibi trattati o addizionati con sostanze nocive. Ai bambini si danno troppi cibi grassi, merendine e bevande zuccherate. Tanti sono anche gli adulti che s'ingozzano senza freni di hamburger e patatine o perdono il controllo sulle proprie capacità di moderazione alimentare. Il risultato è che, specialmente nei paesi più industrializzati, l'obesità è diventata un fenomeno epidemico e le malattie legate ad una scorretta alimentazione non si contano più. Il potere finanziario e di suggestione dell'industria alimentare sulle nostre vite e sui nostri portafogli non è da meno di quella delle case farmaceutiche. L'industria alimentare ha tutti gli interessi a mantenerci dipendenti dai loro prodotti, addizionando sostanze che creano dipendenza e assuefazione.

Tuttavia, lungi dal prenderne le difese, bisogna anche fare qualche puntualizzazione e distinguo su questo tema.

Prima di tutto questo potere che le lobby dell'industria alimentare e farmaceutica hanno non gli viene conferito dall'alto di una entità astratta, ma solo ed esclusivamente da noi stessi. Come per le case farmaceutiche, siamo noi che comperiamo ciò che queste corporazioni ci propinano sugli scaffali dei supermercati. Siamo noi che decidiamo se comperare un prodotto sano o nocivo. È inutile puntare costantemente il dito contro lo strapotere delle multinazionali, che per altro non solo rovinano la nostra salute ma anche l'ambiente e gli ecosistemi, se poi noi stessi non siamo disposti a cambiare le nostre abitudini alimentari e non vogliamo informarci meglio su quali siano i prodotti più salutari.

Da un punto di vista della coscienza cellulare, la nostra decisione di non alimentarci con modalità appropriate, manda un altro inequivocabile messaggio negativo. Se noi non rispettiamo il corpo con delle sane abitudini alimentari, la coscienza del corpo automaticamente assumerà uno stato ed un atteggiamento negativo nei nostri confronti. Se noi non rispettiamo il corpo lui a sua volta non tenderà a rispettare noi. Non perché la coscienza corporea abbia alcunché di vendicativo, ma la nostra mancanza di rispetto la interpreterà come una mancanza di amore. E' un po' come se gli dicessimo *"non vali niente, non mi importa nulla di te, se deperisci per me fa lo stesso"*. In nessuna coscienza, che sia corporea o mentale, questo può produrre reazioni e atteggiamenti positivi. Delle sane e ragionevoli abitudini alimentari invece mandano un messaggio chiaro di segno opposto: *"sei importante, tu vali, mi impegno a mantenerti in armonia e salute"*. Aldilà dell'aspetto materiale su cui si focalizza la scienza della nutrizione, mangiare in modo sregolato, senza freni, ingurgitando qualsiasi cosa senza chiedersi quali ingredienti abbia e se e come questi agiscano sul nostro corpo, è una mancanza di rispetto verso il corpo ma sopra tutto una mancanza di rispetto verso noi stessi. Non dobbiamo mai dimenticare che il corpo è come una personalità parallela di noi stessi e che merita le dovute cure, attenzioni e del rispetto proprio come dovremmo averne per altri. Non è quindi soltanto una questione fisica ma anche e prima di tutto psicologica che si esplicita in un atteggiamento interiore che può determinare tra benessere e malattia, tra aspettativa di vita maggior o minore o, nel caso estremo, anche tra vita e morte.

In secondo luogo vorrei soffermarmi anche su quello che a mio modesto parere è l'altra faccia della medaglia. Ovvero, così come una parte della società non riesce o non vuole darsi delle regole per vivere una vita sana e si avvelena con cibi di pessima qualità ed in quantità smodate, esiste, forse per una naturale reazione a questo stato delle cose, anche un movimento culturale, sia di massa che scientifico medico, di segno opposto il quale pone un accento esagerato sull'importanza dell'alimentazione. Perché se è vero che non esiste salute duratura senza alimentazione corretta, non bisogna nemmeno pensare che una corretta alimentazione sia il toccasana di tutti i mali.

Oggi si assiste infatti ad una moda salutista che trascina larghi starti popolari e professionali, molti dei quali hanno anche costruito su questo un business lucrativo, che suggerisce più o meno direttamente che con una sana alimentazione si risolvono tutti i problemi fisici e si possono affrontare tutte le malattie. Basta trovare il giusto mix di alimenti, disintossicare l'organismo, attenersi ad una dieta ed a delle regole alimentari di un certo tipo piuttosto che un altro e tutto ritornerà al suo posto. Si sente parlare delle diete più miracolose che, stando ad alcuni, avrebbero riportato armonia ed equilibrio nell'organismo ed avrebbero un presunto potere curativo per le più svariate malattie, fino ai tumori e il diabete. Ci manca poco che una di queste diete si vanta di avere trovato l'elisir della lunga vita e la formula definitiva che tutto cura.

Con tutto il rispetto, ma io nutro un sano e critico scetticismo verso tutto questo. Viviamo in un'era in cui la tensione tra l'avvelenamento dell'ambiente e dei nostri corpi da una parte e le manie salutiste dall'altra è ai massimi vertici. Questo lo si vede anche in molte pratiche di medicina alternativa e naturale che si sono focalizzate in modo quasi ossessivo sull'importanza dell'alimentazione. In molte di queste correnti mediche e culturali sembra quasi che l'alimentazione sia l'unica variabile importante mentre tutti gli altri aspetti ricevono scarsa attenzione, oppure vi sono comunque subordinati. Questa tendenza è facile a comprendersi se si rimane convinti che il corpo sia una macchina. Una macchina fisica che viene regolata da sostanze fisiche e quindi, in quest'ottica, l'alimentazione fisica ottiene una centralità che in realtà non merita.

Pertanto, rinnovando l'avvertenza che una alimentazione corretta e salutare sia importante per la nostra salute, si deve mettere altrettanto in guardia dagli eccessi di certo 'iper-salutismo' che alla lunga può fare più male che bene. Chi ha compreso il meccanismo di funzionamento della coscienza delle cellule, non dovrebbe avere difficoltà nel comprendere perché il seguire tutti i precetti di una dieta in cui la nostra mente si lascia coinvolgere in modo maniacale, scegliendo i cibi più naturali, puliti, biologici, o quant'altro, rispettando scrupolosamente le modalità di preparazione, magari pesando al milligrammo le quantità e anche tenendo conto di tutte le sostanze nutritive ed i fattori biochimici coinvolti, inciderà molto più negativamente sulla nostra salute di una dieta che rispetta poche e semplici elementari regole di buon senso e dove la mente non rimane focalizzata troppo a lungo sui veri o presunti effetti benefici di un alimento o di un metodo alimentare.

Piuttosto, è molto più importante imparare ad ascoltare il proprio corpo con le nostre sensazioni invece che alimentarlo secondo rigide regole analitiche-quantitative dettate da una mente scientifica che non riesce vedere oltre il materiale. È molto meno dannoso ingerire qualche alimento di troppo o non del tutto salutare se la coscienza del corpo lo accetta, piuttosto che attenersi rigidamente ai precetti della scienza della nutrizione.

Non solo, ma se si è in grado di leggere i messaggi del corpo si scopre che spesso e volentieri è perfettamente possibile che esso necessiti individualmente di alimenti in quantità e con modalità che la scienza ufficiale invece sconsiglia nettamente. Tipici esempi potrebbero essere il non fare colazione, ingerire troppo sale o troppi zuccheri, saltare i pasti, bere il caffè o il tè, ecc. Tutte cose severamente vietate dai puristi dell'alimentazione ma su cui il nostro corpo non è necessariamente sempre d'accordo.

Il punto importante da tenere a mente è che i nostri corpi sono troppo individualizzati e necessitano di sostanze nutritive in tempi e modalità che sono troppo complesse e proprie del singolo individuo per essere ridotte in uno schema alimentare unico e valido per tutti. Attenersi alle più scientifiche delle regole salutiste è molto più dannoso che seguire il suggerimento della coscienza corporea e mangiare senza troppe paure ed ansie. Questo perché è la nostra coscienza corporea che sa veramente ciò di cui ha bisogno in quel momento ed in quel contesto. Una dieta o un sistema di alimentazione può anche essere basato sui migliori canoni ma rimarrà sempre di validità generale, non individuale. Vale anche per una prescrizione dietetica individuale, perché il nutrizionista ha come punto di riferimento una scienza generalista e vede pur sempre solo la superficie dell'individuo: un corpo senza coscienza.

È importante dunque imparare a sviluppare la percezione della coscienza corporea col cibo. La prima cosa da fare per quanto riguarda l'alimentazione, è quella di affrontare le ore dei pasti con la dovuta impostazione mentale e nervosa. Non è poi così importante quando si mangia ma come si mangia. Anche il quando non deve deciderlo la mente che tende a scaglionare i pasti con regolarità fisse e schematiche e tanto meno i nostri istinti corporei ed ingordi, che tutto sono fuorché quello che noi abbiamo qui chiamato 'coscienza corporea'.

Quindi, per prima cosa non affrettiamoci a tavola. Nella nostra società frenetica ci si butta sul cibo con ansia e fretta, con i problemi della giornata che ci assillano, con una tensione nervosa che specialmente al momento dei pasti non dovrebbe esserci. Perché chi è in contatto con la coscienza del corpo sa che ingerire del cibo sotto stress e di fretta equivale a sottoporre il proprio organismo ad un'azione tossica, come se venisse immerso in un acido velenoso. Ma la maggior parte delle persone non ha questa percezione, sente solo la parte del corpo di desiderio. E con il tempo si ammala. Pertanto, prima di mangiare calmiamo la mente e il corpo, rilassiamoci almeno una mezz'oretta prima di ingerire qualsiasi cosa. Stacchiamo la spina e non pensiamo ai nostri problemi.

Evitiamo anche di andare a tavola pensando in modo incontrollato al piacere del cibo, godiamo di questo piacere con lentezza e calma solo al momento del pasto, senza indulgere nel desiderio del cibo per il resto del giorno. Mangia piano e senza mangiare fino a completa sazietà, fermati un po' prima ed aspetta un quarto d'ora. Se hai mangiato a sufficienza, cioè la quantità che il tuo corpo richiede, quel filo di fame che ti era rimasto durante il pasto sparirà.

Importante è anche non andare a dormire subito dopo cena. Digerire durante il sonno spesso ci tira giù in un mondo subcosciente in cui ci si perde in quei mondi in cui si sognano le cose più confuse e assurde, spesso con il risultato che ci si sveglia il mattino dopo più stanchi che riposati. Ma non rimettere nemmeno in funzione subito la mente, p.es. scagliandoti subito al computer per ore. Anzi, il pc, internet, i videogiochi o anche il leggere questo stesso testo dal monitor fanno ritornare un certo stato di tensione mentale inconsapevole che non va bene a stomaco pieno. Meglio farsi una passeggiata, ascoltare un po' di musica, meditare oppure farsi una tranquilla chiacchierata con qualcuno.

Quando mangi ascolta tutte le sensazioni, non solo quelle che vengono dal palato e dalle voglie che conducono ai famosi 'peccati di gola'. Impara ad identificare la varietà e differenza delle percezioni e delle sensazioni che tutte le parti del tuo corpo ti trasmettono prima e dopo i pasti. Dopo un pasto, anche se del tutto sano e fatto secondo i criteri suddetti, dovresti accorgerti che c'è nelle cellule una vibrazione di pesantezza, come un leggero bruciore. In realtà la maggior parte delle persone non si rende conto che il cibo abbassa sempre il nostro stato di coscienza. Può sembrare strano, specialmente per chi ci tiene ai momenti gastronomici della giornata e si sente benissimo, anche molto più in auge, dopo avere mangiato. Eppure è proprio questa la differenza tra chi percepisce la coscienza corporea e chi ancora sente solo l'impulso vitale di origine animale del nostro organismo.

C'è anche un'altra cosa importante che mi sento di dovere sottolineare. Sono vegetariano dal 1988 e vegano dal 2008. Non mi dilungo sui motivi di questa scelta etica, ecologista e salutista, sull'argomento potete trovare tutte le risposte se cercate in rete (oppure un libro del sottoscritto [Masi2]). Ma sono convinto che un regime dietetico scevro da prodotti animali aiuta ad affinare la nostra percezione del corpo. Non credo che i motivi siano esclusivamente biologici. È vero che in media si è dimostrato che i vegetariani e vegani sono solitamente più sani degli onnivori, ma personalmente ritengo che, aldilà degli aspetti biochimici degli alimenti e le questioni salutiste, chi non si ciba di derivati animali sviluppa meglio l'ascolto della coscienza corporea e, forse senza nemmeno rendersene conto, istintivamente è più abile nell'alimentarsi di cibi sani e nel distinguere tra ciò che gli fa bene da quello che invece gli nuoce. Con il passare degli anni questo fa la differenza.

Inoltre, il rinunciare alla carne è anche un esercizio mentale e psicologico che favorisce un autocontrollo che a sua volta faciliterà un'analoga disciplina anche in altri ambiti della nostra vita sia fisica che psicologica. Pertanto, se non te la senti di diventare vegetariano, prova almeno a limitare il tuo consumo di carne (quindi anche il pesce), e pure di formaggi, latte e uova (se t'informi troverai un'immensa varietà di alternative gustosissime che nulla ti faranno mancare rispetto a prima). Col tempo potresti renderti conto che non solo è molto più facile di quel che credi ma anche che avrai acquisito una maggiore consapevolezza del tuo corpo. Perché attorno alla presunta necessità di assumere proteine animali si sono costruiti molti miti che agiscono moltissimo sulle nostre convinzioni e suggestioni, quindi sulla nostra coscienza corporea. Rendersene indipendenti affina la nostra discriminazione tra convinzioni della mente e necessità del corpo. Molti sostengono inoltre che il dolore che gli animali provano negli allevamenti intensivi ed il terrore di cui fanno esperienza al momento del macello venga inciso nelle loro cellule e pertanto trasmesso ad un livello sottile anche alle nostre. Teoria che non posso né confermare né smentire personalmente, ma che sarebbe in linea con il fatto che i corpi hanno una coscienza.

Una volta stabilito il contatto, anche per quanto riguarda il cibo il corpo ti parlerà quindi sotto forma di vibrazioni. Vibrazioni che imparerai ad interpretare via via in modo sempre più efficiente, quasi in modo infallibile. Improvvisamente certi cibi che prima ingerivi abitualmente, potrebbero avere un gusto diverso, spiacevole, oppure risultare pesanti, quasi indigesti. Che succede? Semplicemente avrai la capacità di riconoscere la qualità del cibo. P.es. del cibo di pessima qualità che prima avresti ingerito senza accorgerti di nulla, ora ne sei diventato cosciente. Ma a quel punto scoprirai che non esiste il cibo sano per tutti o quello non sano per nessuno. Scoprirai che esiste del cibo che non è sano per te, anche se la scienza della nutrizione ti assicura che va benissimo. Ci sono delle sostanze di cui il nostro corpo ha bisogno ma che non sono le stesse e in tutte le dosi in tutti i momenti e uguali per tutti. Alla medicina ed ai nutrizionisti non rimane che fare una sorta di media sulla popolazione e stilare delle regole generali in base alle conoscenze della biologia ed i dati statistici di superficie. Ma una volta che entrerai in contatto con quella coscienza ti renderai conto che potrai interrogare il tuo corpo per chiedergli di quali alimenti ha bisogno individualmente e quali debba evitare per un po', senza dovere consultare nutrizionisti od esperti. Può succedere che rifiuterà gli alimenti apparentemente più sani ed accetti quelli che vengono ritenuti dannosi. Il modo con cui si autoregola il corpo non potrà mai essere schematizzato, bisogna per forza entravi in contatto e sapere ascoltarlo.

Come già accennato bisogna poi sapere distinguere tra quello che qui è descritto come coscienza corporea delle cellule o mente subcosciente del corpo e il desiderio fisico del corpo. Come tutti sanno spesso capita di sentire il bisogno, la voglia quasi irrefrenabile di un alimento. Tipicamente il cioccolato, un dolce, il fatidico barattolo di Nutella, ecc. A questo punto devi imparare a distinguere tra una 'istintualità' golosa, un desiderio della carne, un capriccio, dalla vibrazione vera del corpo. Sono due cose completamente diverse che vanno tenute ben separate. Se ti viene l'acquolina guardando o pensando ad un dolce si tratta sicuramente della prima cosa. Ma se è un pensiero che non porta con se nessuna sensazione 'ingorda' di 'cupidigia alimentare' ma si manifesta malgrado ciò con una certa ricorrenza, come un desiderio che esprime allo stesso tempo un bisogno e una necessità, allora è più probabile che si tratti del secondo caso. P.es. hai il bisogno di mangiare carne dopo che hai deciso di diventare vegetariano? Può essere ovviamente la forza dell'abitudine, per il riemergere di un desiderio che non vuoi più soddisfare, oppure potrebbe essere anche la coscienza fisica che ti segnala che il nuovo regime alimentare non sta integrando le sostanze necessarie come dovrebbe. Infatti, molti vegetariani diventano tali anche perché non gli è mai piaciuta la carne, eppure può succedere che si ritrovino addosso un sorprendente desiderio che non si sanno spiegare da dove venga. Il riequilibrio corretto (p.es. mangiando più legumi o frutta), farà sparire quel pensiero corporeo che si manifestava sotto forma di una 'voglia' per la carne, e senza alcun bisogno di ricorrere a bistecche, spezzatini o affettati. In realtà, in questo caso, quella 'voglia' non era legata a quello che potremmo chiamare il 'corpo di desiderio' ma proviene da una richiesta della coscienza corporea. Perché non era la carne in sé che la coscienza cellulare reclamava ma le sostanze che ci si può dimenticare d'integrare se vegetariani o vegani. Capisci la differenza? Ed è chiara la distinzione tra un desiderio, un banale capriccio, ed una vibrazione che contiene un messaggio corporeo importante?

Il corpo quindi ti risponderà a sensazioni, con delle vibrazioni corporee, e se le seguirai riuscirai a porti in uno stato di salute molto migliore di quello che potresti ottenere seguendo delle indicazioni dietetiche o il mero consiglio di un nutrizionista. Una volta diventato esperto nell'arte della lettura dei segnali della coscienza corporea potrai perfino permetterti di fare anche cose che per la scienza e la coscienza comune verranno considerate dannose, e senza subire alcun contraccolpo. Anzi, ti accorgerai anche che molte delle istruzioni che ti vengono impartite dal dietologo o dalla scienza biologica ufficiale per te sono invece dannose. Naturalmente ne potrai fare a meno solo quando diventerai pratico ed esperto in quest'arte. Prima di allora sarà bene che continuerai ad attenerti alle loro indicazioni. E per i consigli dietetici di ordine fisico-biologico mai chiedere al medico se non è uno specialista di nutrizione e dietetica. Un normale laureato in medicina solitamente non ha sostenuto nemmeno un esame in scienze alimentari.

Ansia, stress e burnout

Dei 'futurologi' del secolo scorso prevedevano che l'evoluzione tecnologica avrebbe dovuto ridurre gli impegni ed i carichi di lavoro giornalieri dell'umanità. Paradossalmente, malgrado l'aiuto di computer e altre macchine che oggi svolgono un lavoro che una volta doveva essere eseguito dall'uomo, invece nuovi lavori ed impegni, sia pur di altra natura, si sono aggiunti a quelli tradizionali e continuano a caricarci di attività da svolgere incessantemente. Oggi, nella nostra società moderna, lo stress e l'ansia sono all'ordine del giorno più che mai. Pertanto, questa previsione non poteva rivelarsi più errata. La tecnologia non ha ridotto le nostre ore lavorative reali, anzi probabilmente le ha anche incrementate.

Una società che ci chiede, sia nei rapporti interpersonali che sul posto di lavoro, di essere sempre al massimo dell'efficienza. Bisogna sempre dimostrare di essere i migliori, di essere 'vincenti', di essere al top sempre ed in tutto. Le aspettative nei nostri confronti sono sempre più crescenti e magari si aggiungono problemi economici, la perdita di un posto di lavoro, ecc. L'ansia da prestazione cresce, la paura di fallire e il timore di essere giudicati è un pensiero onnipresente e lo stress aumenta. Anche nel rapporto tra genitori e figli le aspettative dei primi sui secondi sono spesso esagerate. A scuola il voto discreto o sufficiente non basta, si vuole di più. Le ansie e preoccupazioni di una madre o di un padre riguardo al futuro occupazionale dei propri figli sono oggi molto maggior di una volta. Regna l'incertezza in un mondo che cambia a ritmi frenetici. La maturità scolastica è ormai considerata un pezzo di carta di scarso valore. Si fa capire ai propri figli che devono fare di più, correre di più, perché altrimenti non valgono abbastanza.

Ma le cose devono andare veramente così? È proprio vero che dobbiamo fare e riuscire sempre di più e superare costantemente noi stessi in prestazioni e qualità lavorative e sociali per rimanere a galla? Perché la nostra psiche ed il nostro corpo invece reclamano riposo, pace, un 'time out'.

Questa tensione costante non è altro che un fardello che ci condiziona e, di nuovo, esteriorizza. È necessario rallentare. E' sbagliato farsi condizionare dagli impegni e dagli obblighi (spesso più presunti che reali). Ognuno di noi deve prendersi delle responsabilità ed eseguire certe mansioni, lavorare, accudire qualcuno, organizzare, studiare, ecc. Ma qualsiasi sia l'attività che dobbiamo svolgere, essa non deve ridurci ad uno straccio senza energia. Nessun obbligo e responsabilità deve essere tale da poterci trattare come una spugna da spremere. Tanti, troppi sono quelli che si fanno condizionare mentalmente (è sempre la stessa mente che vuole organizzare, fare e prevedere) da un falso senso del dovere ed un falso rispetto per gli altri, per cui finiscono nel ridurre il loro organismo ad un sistema perennemente in carenza di energia vitale. Stress e sindromi da burnout sono oggi all'ordine del giorno proprio per questo.

Invece di cercare di dimostrare d'essere qualcosa o qualcuno, perché non decidere di essere nel presente senza proiettarci con le preoccupazioni nel futuro e basta? Questo stato permanente di ansia e stress ci indeboliscono, ed anzi favoriscono il fallimento. In origine gli stati stressanti avevano una funzione biologica evolutiva, quella di darci una carica extra per attaccare o fuggire nel momento del pericolo, tipicamente quello in cui venivamo attaccati da un predatore. Ma si trattava di momenti brevi, giusto il tempo per fuggire o confrontarsi in una battaglia. Dopodiché, se si sopravviveva, si ritornava ad uno stato naturale, molto più tranquillo in cui si viveva il momento, in una esperienza del presente, un po' come sanno fare gli animali. Dagli animali infatti abbiamo da imparare molto. Gli umani invece vivono ormai in uno stato di tensione psichica e fisica permanente, ed è questo che, come la paura, sta rendendo l'ansia e lo stress da meccanismi originariamente funzionali alla sopravvivenza, a degli stati patologici che la possono minacciare, p.es. con quello che oggi viene indicata come sindrome da burnout.

Questo stato delle cose deve essere invertito. Dobbiamo rivendicare il nostro diritto nel seguire il nostro ritmo di lavoro, il nostro consumo e fabbisogno energetico, senza farci influenzare dalle suggestioni altrui che ci vorrebbero ancora più attivi, ancora più efficienti, ancora più veloci e naturalmente ancora più fedeli ed obbedienti ai loro ordini. Spesso poi, anche queste suggestioni sono più immaginarie che reali.

Una tipica problematica di cui soffrono molti è la paura di vivere la propria vita. Si vive costantemente in uno stato di stress e paura del futuro oppure si viene condizionati dalla paura di non piacere agli altri o di sentirsi in dovere di lavorare fino al collasso per compiacere ed essere accettati da qualcuno. Questa è una di quelle tipiche situazioni in cui una vocina falsa farà di tutto per convincerci di fare del male a noi stessi. Si tratta della vocina negativa, non quella interiore del Cuore, e che si rifà alle memorie cellulari ataviche della specie che inconsciamente ricorda come il riposo, il 'dolce fare nulla' e il non lavorare duro e sodo, generalmente portava a morte per fame. Queste cose sono rimaste impresse in una subcoscienza collettiva che domina le coscienze fino ad oggi. I ricordi di scarsità, povertà e limitazioni materiali che si estendono attraverso tutte le generazioni fino agli albori dell'umanità, sono rimaste impresse nella coscienza cellulare collettiva e nella memoria subconscia di vite passate, tanto che, più o meno inconsapevolmente, certi finiscono per ritenerle leggi inesorabili. Da cui anche la frequente ammonizione che si fa ai bambini in certi ambienti famigliari: *"datti da fare perché la vita è dura, non è un gioco, richiede sacrifici e sudore"*, ecc. E la suggestione fa il suo corso fino in età adulta.

Dovremmo invece fermarci e chiederci se debba essere proprio così? Siamo sicuri che non siamo vittime di condizionamenti antichi della specie o dell'ambiente famigliare che non fanno altro che riemergere in superficie e si ripetono come un disco rotto? La vita è per sua natura una via crucis, oppure siamo noi che la viviamo così perché non crediamo che possa essere altrimenti? Non è che coloro che lamentano sindromi da burnout non si siano accorti di essere diventati schiavi di sé stessi?

Molto importante è quindi riscoprire il dolce fare nulla.

Per arrivarci però, molti (come p.es. l'autore) hanno dovuto imparare a fare una cosa fondamentale: trovare il coraggio di dire no e vivere il presente!

È ora di smetterla di giustificare ogni volta la violenza verso noi stessi con delle scuse apparentemente molto razionali! Non solo puoi rilassarti ma ne hai il diritto! Rallenta il ritmo, rilascia le abitudini obsolete e vivi nel presente e nell'adesso senza volere prevedere tutto e lascia che le cose avvengano anche un po' da sé. Il primo obbiettivo è la calma mentale, il disattivare la mente che si proietta nel futuro e che immagina in continuazione quel che c'è da fare.

Per alcuni è facile, anzi per costoro è lo stato mentale normale, ma per altri è un obbiettivo tremendamente difficile da realizzare. P.es., il datore di lavoro ti sfrutta e spreme come un limone? Abbi il coraggio di porre dei limiti che nemmeno lui deve potere oltrepassare. Temi che il dire di no possa portare al licenziamento? Guardati intorno, magari scopri che tanti altri hanno saputo dire di no e sono ancora i tuoi colleghi di lavoro. Eventualmente considera se sia il caso di ridurti il numero di ore di lavoro. La busta paga ne risentirà ma il tuo fisico e la tua psiche ringrazieranno. Temi che qualcuno possa giudicarti in modo negativo se ti riduci il carico di lavoro? Allora chiediti perché lavori? Per soddisfare l'immaginario altrui? Bisogna avere il coraggio di verbalizzare in modo chiaro e netto (ma gentile) a chi di dovere che non siamo disposti nel farci carico di certe responsabilità oltre ad un limite che non ci compete.

Lo stesso deve valere per le figure famigliari, gli amici o i parenti. Inconsciamente tutti ci proiettiamo addosso delle aspettative. I genitori si aspettano che i figli si 'sistemino', dicasi: abbiano un lavoro rispettabile (forse per soddisfare l'immaginario altrui?), si sposino, mettano su famiglia, ecc. In certi ambienti famigliari vige una pressione affinché ci sia efficienza e si pone un valore esagerato sull'immagine che essa deve proiettare all'esterno (infatti, ricerche recenti hanno confermato come i sintomi da stress si presentino in età sempre più giovane ed in alcuni già nelle scuole elementari!) E allora ci si mette su maschere e si fa di tutto per 'salvare le apparenze'. Questo drena energie, falsa ciò che veramente siamo ed infine non fa altro che renderci infelici.

Ritorna ad essere te stesso! Il dire di no, vivere il presente senza paure di perdere qualcosa ed il desistere dal volere ad ogni costo proiettare un'immagine di ciò che non sei è una base necessaria per scrollarsi di dosso stress ed ansie che alla lunga ridurrebbero il corpo e l'anima ad una spugna secca.

Un altro istinto quasi irresistibile, specialmente per il 'homo tecnologicus', è quello di volere prevedere ed organizzare in anticipo tutto. Non programmare tutto, tanto nella vita le cose non vanno comunque mai secondo i piani che la nostra piccola mente vorrebbe sapere prevedere. Succede un contrattempo? Calmati e lasciati fluire nel flusso. Arriverai in ritardo? Magari scoprirai che ci arriveranno anche gli altri o che le cose si sistemeranno malgrado ciò. Il tuo futuro è incerto? Tanto meglio! Vivere una vita con un futuro certo e programmato era forse qualcosa che si poteva pensare di avere secoli fa, oggi le regole sono cambiate. Conoscere con certezza il futuro rende la vita una cosa smorta.

Se riusciamo a metterci in questo stato interiore che vive nell'ora e nell'adesso scopriremo ben presto che esiste una magnifica saggezza universale che preordina le cose nella nostra vita per noi anche nel futuro, a patto che glielo lasciamo fare senza intervenire in ogni dettaglio. E guarda caso le 'coincidenze' faranno sì che tutto si sistema armoniosamente se non ci facciamo prendere dalla paura e dall'ansia di volere organizzare tutti i dettagli di testa nostra. Possiamo di nuovo prendere come esempio gli animali: si godono il presente senza pensieri e senza farsi trasportare emotivamente da quel che succederà domani.

Non si tratta di lasciarsi andare in uno stato passivo, ma l'importante è che si faccia il proprio dovere non secondo gli schemi e i tempi che vorrebbe imporci la mente o la società, ma lasciandosi andare al flusso delle cose mantenendola fissa sul da farsi nel presente oppure anche non facendo nulla, lasciando che la mente giri come una trottola ma senza darle retta.

È pertanto necessario porsi l'obbiettivo di mantenersi in uno stato rilassato e sereno. La ricetta non può essere solo un paio di settimane di vacanza per ritornare all'usuale stato di tensione. Quello che veramente farà la differenza non sarà l'idromassaggio, lo sport o un corso di yoga, ma la nostra decisione di imparare ad ascoltare il 'time out' che reclama il nostro copro ed il 'lasciare andare'. La capacità di non proiettarsi nel futuro e il non volere risolvere tutti i problemi adesso e subito è qualcosa di difficile da realizzarsi per certa mente umana moderna. Abbiamo sempre questa tendenza di prevedere, organizzare, ipotizzare quel che possa avvenire in un futuro prossimo o lontano (solitamente solo cose negative), ecc. con l'istinto di agire di conseguenza, senza attendere e sempre di corsa. Ragione per cui la mente troverà sempre una buona ragione che ci impedirà di restare fermi e calmi per un momento. Perché c'è sempre quella vocina che ci dice: *"non posso, devo fare questo, devo correre a sistemare quest'altra faccenda, non mi posso permettere di...."* o peggio facciamo percolare di nuovo quella voce perversa che ti dice *"non mi merito del riposo"*.

Se hai vissuto sempre in uno stato di tensione perenne, prendine atto. Ubbidisci di più a ciò che ti suggerisce il tuo corpo senza per questo sentirti in colpa. Decidi di cambiare il tuo atteggiamento verso la vita, le persone, il lavoro, gli impegni ed il modo con cui gestisci il tuo tempo. Solo il prendere atto di questo, la semplice consapevolezza e decisione di rilassarsi è il primo passo necessario. Questo perché anche solo il messaggio mentale, la sola decisione in sé di rallentare il ritmo manda un messaggio alla mente delle cellule che gli dice *"ho deciso di rilassarmi, d'ora in poi non vi stresserò più, il futuro non esiste, esiste solo il presente"*. E questo può fare una differenza enorme!

Se hai imparato ad ascoltare le sensazioni e reazioni del tuo corpo dovresti essere divenuto cosciente del fatto che per la maggior parte del tempo è fuori equilibrio, in particolare si faranno sentire le tensioni e lo stress. Inoltre, il corpo si trova in uno stato di perenne ricezione delle vibrazioni esterne. Esiste una parte di esso che è aperta e ricettiva a tutto quello che viene da fuori, dai pensieri e dalle emozioni altrui. Un insieme di vibrazioni che solo raramente sono piacevoli ed armoniose, in genere sono causa di pesantezza e stress che viene gettato addosso dagli altri e causa il corpo a contrarsi, chiudersi in un modo nervoso e quasi incontrollabile (quelli che ne sono coscienti hanno sviluppato una sorta di 'percezione empatica extra-sensoria', fenomeno che gli anglofoni chiamano gli 'empath'; può essere utile andare ad ascoltarsi le testimonianze che si trovano su YouTube).

Pertanto, il corpo sembrerà non essere mai veramente rilassato e nel pieno delle sue energie. Si scopre a quel punto che quello che noi pensavamo essere uno stato fisico 'normale' è in realtà tutt'altro che sano. La vera salute è qualcosa di più di un'assenza di malattia, così come la pace dovrebbe essere qualcosa di più che una semplice assenza di guerra.

Alcuni che non sono più abituati a questo stato, penseranno che è impossibile. Eppure, se ci proverai sul serio vedrai che tutto ciò che sembrava un contrattempo, un problema che richiedeva chissà quali sforzi o un imprevisto che necessitava nuove energie, si risolverà con molto meno se ti lasci andare al modo più armonioso, meno schematico e mentale. Anzi l'insieme degli eventi della tua vita che non hai programmato col tempo si riveleranno essere dei tasselli di un puzzle che prenderà forma da solo e che non avresti potuto immaginare ed organizzare prima.

Ritrovare il contatto con Madre Terra

Un modo con cui si può grandemente contrastare lo stress della vita moderna è il ritrovare quel fattore che nella nostra società è andato perso: il contatto con la Natura. I bambini che nascono oggi stanno molto meno all'aperto, i boschi di una volta sono stati in gran parte distrutti dall'industria agroalimentare, le città sono sempre più asfaltate e rumorose, la nostra vita quotidiana è sempre più tecnologica e meno naturale, mentre quasi nessuno ha mai visto un cielo stellato incontaminato dalla luce artificiale. Il computer, internet e lo smartphone ci hanno sempre più assorbito in un mondo virtuale a scapito di quello reale ed ancora più di quello naturale. Siamo la generazione più distruttiva della Natura e anche quella che da essa è più distante e distaccata sia fisicamente che spiritualmente.

Questo quindi ha conseguenze non solo fisiche ma anche psicologiche e spirituali. Perché la Natura, quella vera con la N maiuscola, ovvero quella non ancora troppo contaminata e condizionata dall'attività umana si intende, non fornisce solo aria ed acqua pulita o gli elementi naturali sani per il nostro corpo, ma ha in sé un potere che va aldilà delle apparenze materiali. Essa emana una vibrazione ed ha un potere curativo in sé stessa che una mera cura materiale non può dare. Essa agisce positivamente sulla nostra psiche, ci rilassa, ci permette di ritrovare qualcosa che è espressione di armonia tra qualcosa che sta dentro di noi con quello che sta fuori di noi. La Natura è manifestazione di un ordine e di un'armonia cosmica che non possiamo limitarci a percepire solo attraverso una foto, un documentario o un monitor. La Natura va vissuta attraverso un processo di identificazione del nostro spirito con quel cosmo che non potremo capire se non con un contatto che va aldilà dell'intelletto.

Oggi molti sentono il richiamo di Madre Terra, o Gaia, perché sanno e sentono interiormente che la nostra società ha perso il contatto con quell'energia e con quello Spirito planetario. Lo sappiamo e lo sentiamo: l'umanità sta distruggendo, depredando e depauperando l'ambiente naturale. Molti movimenti della società, dall'attivismo alla politica, si impegnano nel salvare il patrimonio naturale locale e nel mondo. Ma quello che ancora pochi comprendono è che non basta sentire il bisogno di firmare una petizione per salvare la foresta amazzonica oppure insegnare nelle scuole il rispetto per la Natura. Quello che al nostro organismo ed alla nostra psiche manca è il vivere la Natura, il frequentarla. Perché è solo quella identificazione e quella simbiosi con essa che ci pone in uno stato di ammirazione, di armonia e calma interiore che anche i più sofisticati mezzi tecnologici non potranno mai fornirci. Il nostro corpo e la nostra anima ne hanno bisogno come i polmoni hanno bisogno d'aria. È anche quel distacco dalla Natura che ci ha resi sempre più irrequieti ed è diventato una delle concause per cui nella nostra società sempre più frenetica siamo sempre più stressati, ansiosi e depressi. Ma non lo sappiamo, o meglio, ce lo siamo dimenticati, non ci viene neanche più in mente, perché nelle generazioni abbiamo perso il punto di riferimento.

Nella maggioranza dei casi non ci si occupa affatto della propria salute e si passa il tempo in centri commerciali che sono pieni di vibrazioni negative e privi di qualsiasi energia spirituale (come le urla dei bambini che li frequentano, e che ancora hanno una sensibilità per queste cose, testimoniano eloquentemente). Ci si abbuffa nei ristoranti oppure, cosa che è ancora peggio, si sta chiusi in casa davanti alla TV ad assorbire notizie negative ed a guardare per ore film o varietà che non solo si appellano ai nostri istinti più primitivi ma mirano volutamente nel reprimere quelli più nobili.

Anche nel tempo libero, quando intendiamo fare qualcosa per la nostra salute pensiamo all'esercizio fisico ed alla dieta. Molti dedicano gran parte del loro tempo ed energie nel frequentare palestre, praticano del footing oppure si ritirano in cucina a preparare ricette che si presumono essere più salutari nella speranza di migliorare o preservare meglio il proprio stato di salute. Ma ben pochi pensano ad un'alternativa curativa anche migliore: l'immergersi nella natura e ritrovare il contatto con Madre Terra e che ci può aiutare moltissimo a ritrovare l'equilibrio con e in noi stessi.

È per questa ragione che (chi fa attività sportiva non se la prenda) mi viene sempre un sorriso un po' sarcastico quando incontro coloro che fanno maratone o corrono freneticamente in mountain-bike per mari e monti, ma non si fermano mai ad ammirare un panorama, non sentono il bisogno di conoscere gli animali, non gli viene in mente di assaporare anche solo semplicemente il silenzio senza distrazioni umane e tecnologiche o non sanno più apprezzare i rumori naturali che li circondano. Di solito sono interessati nel vincere una gara, nel mettere in posa il loro ego e mostrare agli altri le loro capacità sportive oppure, ancora peggio, sono in competizione con sé stessi misurando, cronometro alla mano, i tempi ed i percorsi cercando di ottimizzare sempre meglio le loro prestazioni. Questo significa che non ci interessa veramente entrare in contatto con la Natura.

Vogliamo solo dimostrare qualcosa agli altri con cui siamo in competizione.

Così facendo però, anche se abbiamo corso 40 km, abbiamo battuto tutti i record e ci siamo attenuti scrupolosamente ad una dieta, non avremo fatto un granché per la nostra salute. Non avremo fatto altro che spostare lo stress quotidiano nell'ambiente naturale. Tutti i problemi da cui volevamo distaccarci ci seguiranno come un fantasma che ci perseguita. Se malgrado tutto ciò ci ammaliamo lo stesso o non riusciamo a guarire da un male, non dovremmo meravigliarcene. Naturalmente poi vorremmo che il medico ci prescriva un altro farmaco, pretenderemo un'altra terapia, andremo alla ricerca disperata delle cause fisico-materiali genetiche e biochimiche, quando magari l'abituarsi a fare regolarmente una tranquilla passeggiata in contemplazione nella Natura potrebbe bastare a risolverci molti dei problemi.

Se manca il contatto interiore con l'armonia e la bellezza della Natura, tutto rimane in superficie. Molti bambini che passano la maggior parte della loro giornata dietro ad un pc o non riescono a trovare altro passatempo che guardare film, se portati a fare una passeggiata in un bosco, si annoiano, si sentono persi. Perché non riescono più a ritrovare quelle emozioni quasi violente che un videogioco o un film (di solito violenti) così spesso gli forniscono e per cui sviluppano una dipendenza inconscia. Manca il contatto con qualcosa che sta dentro a noi stessi.

Se invece impariamo ad ascoltare la Natura, a rispettarla, amarla ed anche e sopra tutto a frequentarla, a viverla, immergendoci in essa non solo col corpo ma anche con la mente e l'anima, allora ritrovare dentro a noi stessi, quelle sé silenzioso, renderà la guarigione molto più facile. Per questo motivo il ritrovare e ristabilire il contatto con la Natura, Madre Terra, Gaia sarà uno dei compiti più importanti delle generazioni future.

Quando tutto sembra inutile: la calma accettazione

A volte ci si trova ad un punto in qui si ha provato di tutto. Terapie allopatiche e alternative, psicoterapie, psicoanalisi, placebo e tecniche di autosuggestione, yoga, reiki, ecc., ecc., ma senza un risultato tangibile. A quel punto può subentrare uno stato di disperazione, con conseguente depressione con tutti gli stati emotivi negativi annessi e connessi. Lo si trova specialmente in coloro che con forte dose emotiva sentono di dovere spiegare a tutti come *"ho provato di tutto, ma proprio tutto!"* In realtà si trovano così in uno stato di rifiuto, quasi collera (alcuni si compiacciono nel ruolo della vittima bastonata dal destino che nulla può più fare) Così facendo non si fa altro che peggiorare la situazione.

Quando tutto è stato tentato c'è invece ancora una cosa molto importante che si può fare. Anzi, sia pur avendola noi messa in coda al testo per chiarire la parte pratica dell'autoguarigione, la si può adottare subito, come una delle cose da fare fin dall'inizio. Stiamo parlando di quella calma accettazione dello stato delle cose che vive nel presente. L'accettare la propria disabilità, il dolore, la malattia, senza farsi prendere dalla disperazione. Non uno stato passivo in qui tutto è ammesso. Se possiamo fare qualcosa per evitare il male dobbiamo subito agire perché non si affermi, ma se ci troviamo in una situazione dove è fallito sia il piano A, che B, che C,... allora il porsi in uno stato interiore che non si ribella e dimena ma che con calma e tranquillità dice *"si, accetto di passare per questa prova"*, può aiutare enormemente.

Non piacerà sentirselo dire ma la sofferenza esiste per metterci alla prova. Si tratta di imparare a trascendere l'insoddisfazione e la ribellione allo stato delle cose con una calma accettazione. Le emozioni negative quali il rifiuto, la rabbia, la lotta e la disperazione sprecano preziose energie che ci servono per cose ben più importanti. Perché se guardi bene non sono gli eventi in sé che ti sconvolgono ma i pensieri che li accompagnano. Ti fa molto più soffrire il pensiero della malattia che la malattia in sé (vale anche per il lavoro, le relazioni col prossimo, la vita in generale, ecc.). Pesa molto di più il rifiuto emotivo del dolore che il dolore in sé.

Vivi nel presente senza prendertela e senza immaginare in continuazione che cosa debba essere il futuro. E non aggiungere rabbia e frustrazione ad altra rabbia, p.es. tipicamente giudicando i colleghi o la gente, per quanto deficienti e insopportabili siano. Il risentimento e il giudizio tolgono altre energie e non danno nulla di buono in cambio, anzi si riflettono contro come un boomerang. Fino a quando non si presenta una via d'uscita, per ora accetta lo status quo senza lotte interiori laceranti, perché questo è il modo migliore e più veloce per uscirne. La via della non-resistenza e della accettazione, mantenendosi in silenzio nella pace del momento, senza giudicare ed arrabbiarsi con pensieri compulsivi, è la base della guarigione. È anche questa la ragione per cui non si consiglia di immaginare un percorso di guarigione come una 'lotta' o una sorta di 'battaglia campale'. Ragione in più per non pensare e parlare in continuazione di malattie e problemi, nemmeno con la gente che ci sta vicina (sempre fatta eccezione del medico, sia pur visitandolo solo quando necessario, oppure qualche persona con cui confidarsi e che comprende veramente).

La cosa più importante da non dimenticare è che, anche se la nostra coscienza di superficie non lo sa, tutto ha una ragione d'essere, ogni evento della vita non è casuale, anche il dolore e la malattia non sono mai inutili e non vengono mai per nulla. Al fondo delle cose anche queste hanno una ragione d'essere, servono a qualcosa, anche se noi non sappiamo che cosa, e certamente sono utili a farci crescere, anche se, specialmente all'inizio, non ne siamo consapevoli. Spesso, col senno del poi, lo capiamo. Ma quando ci siamo dentro ci interroghiamo, ci lamentiamo, e spesso la paura domina la scena. Il ricordo ricorrente che nulla è per nulla e tutto avviene per farci diventare delle persone migliori, serve, ci sostiene.

Se dunque riuscirai a porti in uno stato interiore di calma accettazione che rimane fissa nel presente senza proiettarti nel futuro vedrai che succederanno almeno tre cose. Primo ti diventerà auto-evidente come l'80% della sofferenza deriva da un'impostazione mentale e che soffrirai molto meno riuscendo a superare questo periodo molto più facilmente. Secondo, constaterai con sorpresa che anche il doloroso presente riserverà dei momenti piacevoli dove non immaginavi potessero esserci, solo perché prima non li vedevi o non permettevi che si realizzassero. Terzo, cosa anche più importante e interessante, avverranno piccoli e anche grandi miracoli: si apriranno delle porte, o si presenteranno delle possibilità di guarigione che condurranno ad un ribaltamento della realtà.

Ma prima deve cambiare l'atteggiamento interiore, altrimenti, anche se passerà la malattia, il dolore o il problema, quello che troverai dopo ti si presenterà ciclicamente sotto altre forme le stesse cose con le stesse problematiche.

Note Conclusive

Medicina pro e contro

Come avevo accennato, mi considero un 'ateo della medicina'. Il mio scetticismo verso l'attuale establishment dei dottori e le loro cure non sarà passato inosservato. Scetticismo diretto non solo verso la medicina ufficiale ma anche verso i metodi di guarigione alternativi che per la maggior parte si limitano anche loro a terapie sostanzialmente fisiche di natura materialista. Anche la maggior parte delle medicine alternative danno scarso rilievo agli aspetti mentali, al più lavorano con energie sottili (prana, ki, ecc.) ma senza nemmeno prendere in considerazione che esiste una coscienza delle cellule. 'Alternativo' è il regime alimentare, oppure l'uso dei farmaci che invece di essere artificiali sono naturali, o la pratica di certe discipline fisiche o energetiche (hata-yoga, massaggi, fitness, pranoterapia, ecc.), ma nella loro concezione, che spesso etichettano come 'olistica', raramente riescono andare oltre ad una visione meccanicista del corpo fisico o sottile.

L'esteriorità dell'approccio medico attuale (a dire il vero di sempre) si esplicita anche nel fatto che noi deleghiamo la nostra salute a qualcun'altro, al medico o al guaritore per l'appunto. Lo scarso valore che la nostra società dà al potere di autoguarigione del nostro corpo è in realtà contraddetto dalla moderna biologia. Eppure, questo atteggiamento scettico verso l'autoguarigione resiste inossidabile e costituisce esso stesso una forte autosuggestione cellulare negativa. In realtà anche il medico, senza rendersene conto, anzi negando simile eventualità risolutamente, guarisce la gente molto più con le suggestioni e col Cuore che con farmaci o gli interventi chirurgici. In un certo senso potremmo dire che sono più le credenze e le suggestioni del medico che curano piuttosto che ciò che somministra e prescrive. Fatta forse eccezione per gli interventi più meccanici (riparazione di ossa, denti o innesti) questi mezzi esteriori sono spesso più dei pretesti che attivano la fede del paziente e del medico, e di cui la coscienza corporea necessita per il processo di guarigione. Non sono quindi poi tanto i mezzi fisici in sé ma quello che rappresentano nella coscienza del paziente a fare la vera differenza. È infatti abbastanza tipico che un paziente dopo avere cambiato dottore con cui non riusciva a relazionarsi al livello umano, una volta trovato quello con cui entra psicologicamente in risonanza, guarisce. Poi si finisce per scambiare la diversa terapia per il fattore di guarigione piuttosto che il diverso stato di coscienza che l'ha favorita. Ma poco importa, è il risultato che conta.

Ciò non significa che non esistano dei farmaci che abbiano un principio attivo. Esistono, ed infatti lo si può dimostrare con i test di controllo a doppio cieco che discriminano tra le sostanze attive da quelle che sono un placebo. Tuttavia questi principi attivi aiutano e complementano il processo di guarigione, ma raramente ne sono l'unica causa, e spesso non ne sono probabilmente neanche la ragione principale. Ne è prova infatti che anche i farmaci di cui si ha una comprovata azione biochimica risultano efficaci solo in una certa percentuale di soggetti. Si dà per scontato il fatto che i soggetti ritornati in salute, dopo l'assunzione di un farmaco od un intervento chirurgico o altro tipo di terapia, si distinguono dagli altri che non sono guariti solo per un fattore biofisico o biochimico non meglio identificato. Ma che questa assunzione di fondo sia la vera (o l'unica) causa è in fin dei conti solo un'ipotesi a posteriori ed un'idea che noi qui mettiamo in dubbio.

Se nella mentalità corrente si considerano in modo totalizzante le cure fisiche qui invece si afferma che sono molto più importanti le suggestioni e le formazioni che ne conseguono. Il paziente, sia pur inconsciamente, lo percepisce interiormente e da fiducia al medico. Ed è questa fiducia che si instaura anche nella coscienza cellulare la vera ragione dell'apparente guarigione che in realtà è stata più una autoguarigione inconsapevole che guarigione. Ed è questa 'conversione corporea' della mente fisica che salva il paziente del guaritore lì dove il 'luminare senz'anima' fallisce. Si tratta allora di fare diventare l'autoguarigione da inconsapevole a consapevole.

In realtà, se non si ha un'esperienza diretta di queste cose non si può nemmeno immaginare che esista qualcosa che possa andare oltre. Il medico convenzionale non può comprendere certe cose se non ha fatto l'esperienza della coscienza cellulare. Ci sono cose che vanno oltre alla comprensione accademica e dell'abilità della mente di comprendere. Ma non è una questione di intelligenza o fine intelletto. È un po' come il capire che cosa siano i colori se si è rimasti ciechi tutta la vita o i suoni se si è sordi da sempre. Una laurea in medicina o fisica che ci spiegasse come i colori ed i suoni siano oscillazioni elettromagnetiche o sonore di certa frequenza ed intensità trasmesse con un messaggio elettro-chimico ed elaborate dal cervello, non ci farebbe comprendere nulla dell'esperienza qualitativa. Qui è un po' la stessa cosa. I medici, per quanto bravi ed esperti, non possono comprendere la natura della coscienza cellulare, e quindi la vera causa delle malattie e delle guarigioni, se non attraverso la pratica e l'esperienza corporea su sé stessi.

La medicina così com'è oggi, per quanto tecnologicamente avanzata e frutto delle menti più brillanti, rimane fondamentalmente una scienza non necessariamente sbagliata ma di superficie e ignorante ed inconsapevole della stragrande maggioranza dei principi di causa ed effetto. Essa non è ancora riuscita a risvegliarsi da una cieca subcoscienza che non riesce andare oltre ad una visione sonnambula della vita. Per non parlare del fatto che è prevalentemente condizionata dagli interessi commerciali ed ancora di più dalle sue impostazioni ideologiche che vengono mantenute, fissate e cristallizzate per generazioni, tramite mezzi repressivi che fanno fortemente leva sulla paura e l'autoritarismo, ovvero gerarchie dal carattere quasi clericale che impongono il loro credo con misure potenzialmente punitive nei confronti di chi non si attiene a certe linee di condotta predefinite appositamente escogitate per impedire l'evolversi di una scienza medica più vera e meno puerile.

La National Academies of Sciences, Engineering, and Medicine stima che, nei paesi a basso o medio reddito si registrano 2.6 milioni di decessi all'anno solo a causa dei trattamenti medici insicuri (NASEM) mentre l'organizzazione mondiale della sanità calcola che, a livello mondiale, gli errori medici costano annualmente 42 miliardi di dollari. (OMS)

Ma non si creda si tratti di fenomeni caratteristici solo dei paesi in via di sviluppo. Uno studio dell'organizzazione per la cooperazione e lo sviluppo economico ha messo ben in evidenza l'esistenza di un circolo vizioso caratteristico di una concezione medica che non ha come scopo primario il paziente. Risulta infatti che nell'ambito delle cure ospedaliere o ambulatoriali primarie, quattro su dieci pazienti subiscono dei trattamenti dannosi che, invece di migliorare le loro condizioni, le peggiorano, portando così ad un'ulteriore necessità di ospedalizzazione. (OCSE)

Eppure, se oggi qualcuno muore per una cura che si rifaceva ad una tecnica di medicina alternativa finisce su tutti i giornali, mentre il fatto che in Europa avvengano più di 3.2 milioni di infezioni ospedaliere ogni anno a cui corrispondono 37.000 decessi nella sola UE (ogni quarto d'ora un morto), questo invece lo si trova del tutto normale. (ECDC)

Se qualcuno per paura degli effetti collaterali o per una convinzione propria in un sistema di cura alternativo rifiuta la chemioterapia e muore, l'evento funesto diventa un caso mediatico con lo scopo di fare passare tutte le medicine alternative per ciarlataneria. Per tutti quelli che invece muoiono a causa o malgrado la chemio si fa scattare l'automatismo: era l'ultima speranza, non c'era altro da fare. E nessuno ci fa caso più di tanto che, come denuncia uno studio del Johns Hopkins Medicine, solo negli USA più di di 250.000 morti all'anno sono causati da errori medici. 'Errori' che sono diventati la terza causa di decesso negli USA. (JHM)

Se qualche finto guaritore si spaccia come tale per intascare esose parcelle tutti gridano (giustamente) allo scandalo. Ma che gli ospedali sono pieni di presunti 'luminari' che pretendono dai loro pazienti 200 € (ovviamente non dichiarati) per una chiacchierata di un quarto d'ora e che magari li trattano come pezza da piedi, non lo troviamo affatto strano, anzi c'è chi pensa che proprio questo gli doni quel prestigio e quell'aura degna di una casta d'intoccabili. Ci si strappano le vesti per il mercato crescente dei farmaci omeopatici che, nelle peggiori delle ipotesi sono solo acqua, come se l'industria farmaceutica della medicina allopatica non guadagnasse somme colossali con medicinali che, come dichiarato dal National Helath Center, solo in GB, mietono ogni anno 22.000 vittime per gli effetti negativi che producono (NHS). Naturalmente, lo si giustifica poi come gli 'inevitabili e necessari effetti collaterali per il progresso della scienza'.

Questi sono solo alcuni esempi tra i tanti che si potrebbero fare. Basterebbe fare una ricerca su Internet sulle cosiddette 'malattie iatrogene', cioè tutte quelle patologie, effetti collaterali, complicanze o decessi dovuti a farmaci o a trattamenti medici risultati errati, per farsi un quadro di una situazione che ai più rimane sconosciuto. Ce n'è per tutti, ormai gli studi in proposito non si contano (un progresso, una volta erano tabù). P. es., basta immettere una parola chiave quale 'iatrogenic' in Google Scholar per farsi un'idea del massacro di cui è responsabile la 'mala-sanità' non solo in Italia ma a livello mondiale.

Non si tratta di conoscenze nuove, lo si sa da tempo. Eppure non se ne parla. Perché? Certo, perché gli interessi che ci stanno dietro sono enormi. Ma non credo sia l'unica ragione. Il fatto è che, in fondo, lo sappiamo e ci siamo abituati. Ci diciamo che è "normale", "inevitabile", perché "così è la vita" (e la mala-sanità), "che possiamo farci…?" Un po' come una volta si diceva che avere un'aspettativa di vita di 35 anni è "normale". Oppure, come quando la peste bubbonica sterminò un terzo della popolazione europea, nessuno faceva il collegamento, l'associazione con le condizioni igieniche, le nostre abitudini, il nostro modo di pensare la salute. "E' così…. Che ci vuoi fà…"

Questo disequilibrio tra i fatti che dovrebbero farci riflettere ed indurci ad un diverso comportamento ma che invece non sembrano riguardarci e ci mantengono in una passiva ed implicita accettazione sociale di un massacro, è una distorsione tipica ma perversa della nostra società che si mostra cieca, schiava e quella sì veramente 'malata'. Si tratta di una cultura medica falsa ed anche pericolosa. E sono a questo punto anche un po' ridicoli e patetici proprio quelli che promuovono delle 'terapie non convenzionali' quando poi, temendo conseguenze legali in caso dovesse succedere qualcosa, e quasi fossero presi dal panico, si genuflettono con una riverenza a tutto campo al potere vigente quando, credendo di doversi tutelare dichiarano solennemente: *"Questo metodo di cura non è assolutamente ed in nessun modo sostitutivo della medicina ufficiale. In ogni caso consultate il vostro medico!"* Di che hanno paura se le cure funzionano?

Come al solito è la paura che regna incontrastata e detta legge. Ragione per la quale io non mi allineo con tutti costoro che propongono metodi di cura alternativi, ma poi battono in ritirata quasi presi da un sacro timore che in fondo sottolinea solo la loro insicurezza sull'efficacia del metodo che loro stessi propongono. Se si temono le possibili conseguenze che possono esserci per non andare dal medico è bene andarci, visto che gli elementi del dubbio e della paura sono presenti. Se invece non si è mossi dalla paura e si ritiene che la medicina non possa aiutare ed in particolare si sente necessario evitare le suggestioni ed i condizionamenti cellulari e mentali-subconsci di cui l'ambiente medico è abbondantemente intriso, allora è meglio evitare il medico.

Comunque, lo scopo di questo documento non è quello di rivolgersi contro l'establishment medico, ma quello di promuovere una tecnica di autoguarigione che vuole eventualmente complementarlo, sia pur consigliando atteggiamenti più critici. Il rifiuto acritico della medicina ufficiale di un Steve Jobs affetto da tumore e che si affidò solamente alle medicine alternative qui non è di casa. Se poi siamo circondati da amici e famigliari che ci scaricano addosso la loro ansia, dicasi le formazioni e suggestioni cellulari, affinché seguiamo le indicazioni del medico, con tutte le conseguenze del caso che ora dovrebbero essere divenute chiare, sarà bene seguire il loro consiglio. Se sei ammalato infatti non ti si sta dicendo di non andare dal dottore ma di chiederti prima qual è il tuo atteggiamento esteriore e specialmente interiore verso la vita e come incide sulla tua coscienza corporea? Di casa deve rimanere il buon senso.

Fino a quando infatti non si sarà divenuti perfettamente padroni della tecnica qui descritta è bene continuare a seguire attentamente tutti i consigli medici tradizionali. Ed anche in quel caso, ci possono essere comunque situazioni in cui l'intervento medico usuale è necessario. Questo può succedere in particolare con quelle problematiche strettamente meccaniche (p.es. se ci capita un incidente per cui mi rompo una gamba, vado ovviamente al pronto soccorso a farmi ingessare). D'altra parte, se contraggo un'infezione e l'uso di antibiotici si rende necessario, non ha senso assumere atteggiamenti da 'puristi', va bene prenderli. In generale abbiamo già visto che esiste un modo semplice per sapere quando è bene ricorrere ai vecchi metodi: chiediamolo alla coscienza del corpo. Lei sa meglio di noi e dei medici che cosa bisogna fare, e se e come si debba fare intervenire questi ultimi. Lo si può, a volte si deve fare, non tanto perché agiscano le loro terapie o interventi farmacologici ma per evitare che siano loro stessi a scagliarci addosso suggestioni negative in caso di un nostro rifiuto a farci curare. A volte è meglio accontentare un dottore senza dirgli nulla e lasciarlo credere in quel che crede, affinché proprio questa sua fede possa agire come deve. Se la nostra coscienza del corpo crede necessario l'intervento del medico, non gliela rifiutare. Tutto ha una sua logica ed un suo posto se si sa discriminare, discernere, ed usare il buon senso.

La scelta del medico

Pertanto, se si sceglie di visitare un medico, è importante che ci si renda conto che questo non deve essere scelto e valutato solo in base a dei parametri professionali e scientifici ma anche e prima di tutto in base all'affinità psicologica. Si tratta di qualcosa che si percepisce, si sente, è nell'atmosfera che si respira quando lo si frequenta. La fiducia nel medico è essenziale per la coscienza del corpo. Ci si può affidare anche alle migliori cure materiali, ma se non c'è stima e non si sente di potere porre fiducia in chi ci cura, questo può mettere a rischio tutto il processo di guarigione. Perché alla coscienza del corpo questo non sfugge ed automaticamente assumerà essa stessa un atteggiamento scettico, del dubbio cellulare, dell'antipatia verso chi si suppone debba guarire, con tutte le conseguenze del caso.

Inoltre, scegli un dottore che sa ascoltare. Da evitare sono coloro che non lasciano parlare il paziente e sono impazienti di liberarsene perché con la testa sono presi da altri impegni. Non si deve pretendere che un medico sappia svolgere le funzioni di uno psicologo, ma è anche vero che è essenziale costruire un rapporto umano che non può fare a meno di un dialogo ed una disponibilità all'ascolto, senza le quali non è possibile raggiungere una relazione armonica invece essenziale al processo di guarigione. Molti che hanno in cura un paziente non sono interessati a quel che ha da comunicare e cercano di rispondere alle sue eventuali domande in modo sbrigativo e superficiale. Si comportano come se avessero già capito tutto e rispondono infastiditi se qualcuno gli chiede chiarimenti. Si tratta di un malcostume che non rimane senza conseguenze. Non bisogna invece preoccuparsi se un medico non ha già una risposta bella e pronta. Anzi, al contrario di quanto si crede, indica serietà e professionalità se non emette subito diagnosi. Se magari vi capita di vederlo consultare i suoi vecchi libri di studio universitario non fatevi prendere dal panico. Non è indice di ignoranza, ma di di discriminazione e cauta professionalità.

È bene invece evitare il classico 'luminare' se non ha alcuna sensibilità umana e rispetto per i suoi pazienti, anche se ha all'attivo ricerche e scoperte rivoluzionarie. Il tipico esempio è quello di quei 'specialisti' che al loro paziente annunciano una morte imminente. *"Le rimangono solo sei mesi di vita"*, si sono sentiti dire molti che hanno (sopra-)vissuto poi per anni un attacco di simile efferatezza o che sono anche guariti per vivere altri decenni. A parte la scarsa umanità e la violenza che così si commette verso il paziente, si tratta di un comportamento stupido. Perché prima di tutto il decorso di una malattia può essere anche molto probabile ma non è mai certo. E se non si ha la certezza di un futuro imminente non lo si dovrebbe neanche preannunciare come inevitabile e fatale. Ma anche perché così facendo si proietta una suggestione ed un condizionamento sulla coscienza delle cellule del paziente morente che non farà altro che peggiorare la sua condizione. Ad un fardello gli si aggiunge un altro fardello, proprio da parte di chi invece dovrebbe aiutare. Probabilmente molti sono morti non per la malattia ma per la sentenza di morte proferita da questo tipo di medici ignoranti e stupidi.

Invece è molto meglio farsi curare da un medico forse meno noto, anche se con meno esperienza, ma che sa guarire con empatia e col Cuore. Il medico materialista primitivo non crede nella necessità di curare gli aspetti psicologici della sua relazione col paziente. Crede solo nella tecnica e nella farmacologia, gli aspetti umani non gli sembrano rilevanti. Anche questa è una forma di 'religione' e 'superstizione'. Non è consigliabile frequentare costoro, anche se sono intellettualmente il meglio dell'accademia, perché si tratta di persone che vivono in un basso livello di coscienza e non sono ancora sufficientemente evolute e mature per comprendere, e tantomeno mettere in pratica, la vera medicina. Il comportamento, non solo quello esteriore ma anche e specialmente quello stato d'animo interiore non manifesto, è ciò che decide se un trattamento sia il catalizzatore o un freno del processo di guarigione. Perché alla fine la vera guarigione non è mai solo fisica, passa sempre per vie sottili e non identificabili al microscopio. Le medicine sono soprattutto una stampella per la nostra mente, non la causa ultima della guarigione.

Ospedali e infermieri

Un altro aspetto importante ai fini di una buona guarigione è anche l'atmosfera che si respira nel luogo di guarigione. Uno dei tipici problemi di cui molti incominciano finalmente a divenire coscienti e di cui si parla finalmente in modo più o meno aperto è l'importanza della relazione non solo tra medico e paziente ma anche tra infermieri e il paziente. Io aggiungerei che importantissima è anche la buona relazione tra medici e infermieri e tra gli infermieri stessi! È terribile vedere come in certi ospedali certi infermieri trattano i loro pazienti con scortesia e sufficienza. Inoltre, diventa spesso visibile come molti infermieri non fanno il loro lavoro con interesse e spesso sono loro stessi vittime di stress ai limiti del burnout. E' risaputo che, assieme ai manager e agli insegnati, la categoria degli infermieri è quella a maggior rischio di burnout. In certi ospedali i litigi in corsia tra colleghi e davanti agli occhi dei pazienti sono la norma. Non è poi raro assistere all'abuso di potere ed un trattamento scortese da parte dei dottori stessi verso i loro subordinati. Tutto questo crea una tensione ed un'acredine che si riversa sui malati. Ci sono ospedali che sono impeccabili da un punto di vista materiale, dove tutto è pulito e al suo posto, che sono dotati delle attrezzature più moderne, ma dove l'umore e il rapporto di collaborazione tra infermieri e dottori è ai minimi livelli. Di conseguenza tutto questo si riversa più o meno consapevolmente sui pazienti. La scortesia, il trattamento poco umano dei pazienti, le lotte di potere interno tra gli addetti ai lavori, turni stressanti imposti dal volere mantenere il personale al minimo per risparmiare sul budget delle spese ospedaliere e una generale incapacità sia dei medici che degli infermieri nel volere riconoscere il nesso tra una sana atmosfera psicologica dell'ambiente in cui si lavora ed una sana guarigione, non può che incidere negativamente sulla coscienza corporea di ciascuno. In fondo non sono cose nuove. Tutti prima o poi si sono dovuti lamentare per lo scarso trattamento umano ricevuto da parte dei dottori o infermieri. Tuttavia, non se ne traggono mai le dovute conclusioni. Se è necessario un ricovero e se è possibile scegliere l'ospedale, è bene guardare prima di tutto su questi aspetti psicologici ed interiori e solo in secondo luogo sull'aspetto tecnico. Meglio un ospedale con meno mezzi ma medici e infermieri che hanno un Cuore piuttosto che finire in una stazione spaziale gestita da robot e dittatori.

Verso la salute del futuro

E' un peccato che la medicina ufficiale continua ad ignorare quello che essa stessa ha dimostrato ripetutamente e che ormai quasi tutti accettano: il nostro stato di salute non dipende solo da fattori fisici ma è associato anche a molti fattori psicosomatici. Lo sanno i medici, lo sanno le case farmaceutiche, lo sa ed accetta la medicina ufficiale e quasi tutti i docenti di medicina, anche quelli più materialisti e riduzionisti. Malgrado ciò si continua a fare finta di niente, come se decenni di ricerche che hanno ampiamente confermato il nesso tra mente e corpo non fossero mai esisti.

Eppure, basterebbe poco per imprimere una svolta ed una nuova strada che ci porti alla medicina del futuro. Non si tratta di rinnegare quella presente, ma di ampliarla ed allargarne gli orizzonti, senza nulla togliere alle conquiste che ha raggiunto fino ad oggi. Basterebbe includere a quello che è già noto una dimensione psicologica nella cura del paziente. Basterebbe allargare i propri orizzonti per associare alla cura del corpo una che includi anche quella della persona. Sarebbe sufficiente accettare l'idea che il paziente in cura non necessita solo di farmaci, terapie fisiche o interventi chirurgici, ma forse anche un po' di ascolto, di umanità e di un'analisi della personalità che potrebbe essere alla radice o almeno una concausa di un sintomo.

La tipica obiezione è che il medico ha già fin troppo da fare nel suo mestiere così com'è e non può anche farsi una doppia laurea in psicologia o improvvisarsi da psicoterapeuta. Ma questa è un'obiezione che si avanza solo perché ci si rende conto che il vero problema non è l'aggiunta di lavoro in più, ma perché implicherebbe un cambiamento di cultura, di abitudini, del punto di vista convenzionale e richiede l'aprirsi ad uno stile d'indagine scientifico che ha la scomoda caratteristica di dovere andare oltre ad un carattere ed una concezione prettamente materiale delle cose. E questo ci dà fastidio, mette in discussione le nostre convinzioni e le basi ideologiche su cui si è eventualmente costruito una carriera intera, per non parlare del fatto che potrebbe metterla a repentaglio, per paura del giudizio di colleghi o degli stessi pazienti.

Eppure, sarebbe molto più facile di quel che si crede. Non ci si deve trasformare in un moderno Freud o Jung, non è necessaria una doppia o tripla laurea. Basterebbe tenersi informati sulle recenti ricerche che mettono in correlazione determinati sintomi con gli aspetti psicologici, gli effetti psicosomatici e certi tratti caratteriali di una persona e regolarsi di conseguenza.

Per fare capire come non sarebbe poi così difficile per ogni medico adottare un approccio psicosomatico in parallelo alla medicina allopatica che già pratica e che non deve per questo rinnegare, mi rifaccio ad un esempio che, come quasi tutto quello che ho descritto in questa guida all'autoguarigione, si rifà ad un'esperienza personale.

Fino all'età di 25 anni ero affetto da stomatite aftosa, una piccola ed innocua ulcera che si presenta tipicamente all'interno della cavità orale ma che sa anche essere molto dolorosa. Si tratta di una risposta immunitaria dell'organismo e che, almeno nel mio caso, si presentava con una certa regolarità. Secondo il mio medico di allora poteva avere molte cause diverse ma non vedeva il modo di evitarla. Ipotizzò carenze vitaminiche, esposizione al freddo, allergie e la solita onnipresente 'predisposizione genetica' che spiega naturalmente tutto e il contrario di tutto quando non si sa nulla. Non erano ancora i tempi in cui avevo sviluppato l'approccio e le modalità di autoguarigione qui descritte ma la mia decisione di prendere la cosa in mano personalmente e non guardare solo ai fattori fisici fu una delle prime esperienze per me rivelatrici. Mi chiesi infatti quale fosse il mio stato d'animo le 24 ore prima o qualche giorno prima che si presentasse il primo sintomo di un'afta. Ci misi un po' di tempo ma alla fine mi resi conto dell'esistenza di un filo conduttore, riuscii per così dire a 'connettere i puntini'. Infatti, ogni volta che si manifestava l'afta questo avveniva sempre e solo successivamente ad un evento di profondo stato di collera e rabbia repressa. Era un mio tipico atteggiamento quello di arrabbiarmi molto facilmente per un nonnulla ma senza manifestarlo apertamente. Vuoi un commento fuori luogo di qualcuno, l'avere perso un treno per un ritardo, il rimanere imbottigliati nel traffico o nutrire sentimenti di rancore per qualcuno che si è comportato male nei mei confronti, ecc. Quando divenni cosciente di questo nesso e del meccanismo con cui viene innescata l'insorgenza di quelle piccole ulcere che bruciavano come il fuoco, mi promisi di non arrabbiarmi più con quel atteggiamento tutto sommato puerile e immaturo. Il risultato fu che l'insorgenza delle afte sparì completamente. Nell'arco dei 30 anni successivi si ripresentarono in qualche occasione, ma appunto sempre solo in concomitanza con qualche mio sfogo caratteriale in cui non riuscii a trattenere la rabbia per qualche cosa che era andato storto. Non si tratta di una teoria, ideologia, ma di un esperimento ed una osservazione scientifica che si è ripetuta un numero sufficiente di volte per potere affermare con certezza che il nesso tra la causa e l'effetto non può essere casuale. Insomma, per farmi sparire le afte non ho adottato nessun nuovo regime dietetico, non ho integrato con vitamine e tanto meno preso farmaci. Ho semplicemente cambiato atteggiamento psicologico verso gli eventi della vita.

Di recente mi sono chiesto se anche qualcun'altro avesse notato una correlazione tra la rabbia e l'insorgenza della stomatite aftosa. Trovai un singolo articolo (per altro di una conferenza, non pubblicato) di ricercatori israeliani [Zadik] che parlano dei "tratti personali" quali la forte rabbia e lo stress riconducibili alle stomatiti aftose e le gengiviti croniche. È interessante notare come questa ricerca, non ha ricevuto alcuna attenzione, non mi risulta sia stata citata da nessuno. Ma non certo per una mancanza di rigore scientifico (basta darci un'occhiata per vedere che gli autori, membri del centro medico Hadassah di Gerusalemme, hanno usato metodi statistici e d'indagine sofisticati e rigorosi) ma probabilmente solo per un fatto culturale: nessun medico o dentista ha la minima idea di che cosa possa farsene di un'informazione del genere.

Eppure potrebbe guarire molta gente che ha lo stesso problema che ebbi io. Basterebbe che i medici si tenessero informati su quelle (purtroppo ancora poche) ricerche che mettono in evidenza le correlazioni psicosomatiche nell'insorgenza dei disturbi e le malattie. Non ci vogliono doppie lauree o sessioni di psicoterapia. Un medico che si trovasse davanti ad un paziente con le stomatiti aftose, dopo avere provato con le cure allopatiche classiche del caso, cioè (cito Wikipedia) con agenti di rivestimento, analegesici, anestetici, corticosteroidi, farmaci antinfiammatori, antisettici, orali (Prednisolone, colchicina, pentossifillina, azatioprina, talidomide, dapsone, acido micofenolico, adalimumab, vitamina B12, clofazimina, levamisolo, Montelukast, Sulodexide), potrebbe prendersi la briga di aggiungere una semplicissima domanda da rivolgere al suo paziente: *"Scusi, non se la prenda se le faccio una domanda un po' personale, ma per caso lei non sarà mica un tipo che si arrabbia un po' troppo facilmente.....?"* Nel mio caso avrebbe risolto il problema all'istante.

Naturalmente questo richiede anche un'apertura mentale da parte del paziente che deve essere disposto a prendere in considerazione che il suo disturbo possa essere guarito anche con altri mezzi che non siano solo quelli farmacologici e che permetta al medico di fornirgli indicazioni di tipo caratteriale. La difficoltà quindi non è per nulla di natura tecnica, anzi questo approccio potrebbe invece semplificare enormemente il livello di sofisticazione tecnologica e chimica della medicina moderna. È invece prettamente una difficoltà culturale, di mentalità e del trovarsi disposti nel cambiare un'impostazione ideologica perché si possa finalmente attuare un cambio di paradigma.

Questo purtroppo non è al momento ancora un orizzonte visibile. Malgrado tutti riconoscano l'esistenza dell'effetto placebo e ormai tanti medici anche allopatici spesso fanno ricorso a metodi che una volta erano branditi come ciarlataneria, si rimena tuttavia ostinatamente chiusi a questa possibilità ed a questo cambiamento culturale che sarebbe tutto sommato anche facile.

Tuttavia, è facile prevedere che per le generazioni future questo cambiamento è non solo possibile ma inevitabile. La pressione affinché questo avvenga aumenta di anno in anno, le presunte conquiste di una medicina prettamente meccanicista verranno messe sempre più in discussione e lo scetticismo e la diffidenza nella coscienza collettiva delle masse verso questo tipo di medicina sempre più tecnologica e chimica e sempre meno umana, perché ha sempre meno tempo di occuparsi del lato umano, è inevitabilmente destinata a crescere.

Il salto qualitativo che passa da una concezione materiale e riduzionista della medicina ad una che si apre ad un approccio psicosomatico, potrebbe costituire il primo passo verso metodi di autoguarigione più sviluppati, quale quello descritto in questa guida.

Come accennato precedentemente, quanto qui descritto è probabilmente una possibilità nuova per l'essere umano. Suppongo che la possibilità di controllare il proprio stato fisico tramite la coscienza fisica sia una novità nella storia biologica terrestre. È il risultato dell'instaurarsi di una nuova atmosfera, presumibilmente sui piani fisici sottili, che prima non esisteva od era accessibile solo a pochi. È anche prevedibile che più persone saranno in grado di dominare questa tecnica e più facile diverrà la guarigione per coloro che seguiranno. Perché, al livello più impercettibile e sottile, le vibrazioni della coscienza cellulare si trasmettono come in una grande rete interconnessa ad altri corpi. Più siamo e più ci contageremo in positivo. Forse, all'orizzonte si profila una umanità in cui lo stato di malattia sarà solo un ricordo, o comunque un incidente molto meno probabile e drammatico di come viene vissuto oggi. Un'umanità in cui ci si potrà guarire consapevolmente in modo spontaneo e, anzi, si sarà in grado di evitare la malattia in modo cosciente a priori. È ancora presto per speculare su queste cose, mi limito pertanto a segnalare questa eventualità per il futuro.

Tuttavia, è chiaro fin d'ora che sarà solo per coloro che vorranno accettare questo processo. Perché solo coloro che saranno disposti a cambiare i loro schemi mentali e le loro idee e i propri preconcetti sul mondo, la vita, la salute e sé stessi potranno partecipare. Certo è che non c'è nulla di miracoloso nell'essere sempre in buona salute. Casomai c'è qualcosa di innaturale nell'essere ammalati.

Ci sarebbero da dire ancora tante cose. Potrei scrivere molto di più, offrendo una miriade di aneddoti derivanti dall'esperienza personale. Ma a questo punto mi fermo qui perché andare ulteriormente in dettaglio non sarebbe utile in quanto la coscienza fisica di una persona non è uguale a quella di un'altra. I dettagli dipendono dal corpo e dalla psiche di ciascuno di noi. Non si può generalizzare nulla. Spero comunque di avere fornito almeno un quadro generale ed una base essenziale con cui ognuno di voi può incominciare ad avviarsi lungo il cammino. Spero ardentemente che ciascuno di voi intraprenda questa strada, specialmente se soffre. Sperò anche che se avete letto fino a qui abbiate trovato dei motivi di speranza o almeno ispirazione!

Bibliografia

Alfassa, Mirra (detta "la Madre"), Mère - Conversazioni -17 Novembre 1954, ed. Sri Aurobindo Ashram Trust, Pondichery, India.
Alfassa (2), Mirra (detta "la Madre"), *"Aspiration in the Body"*, http://saccs.org.in/texts/mcw-index/mcw-indexed-texts/09-160.php

ECDC, *"Economic evaluations of interventions to prevent healthcare-associated infections"* - https://www.ecdc.europa.eu/en/publications-data/economic-evaluations-interventions-prevent-healthcare-associated-infections

Hay, L., *"Puoi guarire la tua vita"*, ed. Armenia.

JHM, *"Medical error—the third leading cause of death in the US."* - *https://www.sciencedaily.com/releases/2016/05/160504085309.htm*

Lipton, Bruce H., *"La Biologia delle Credenze"*, Macroedizioni.

Masi, Marco, *"Free-Progress-Education"*, New Knowledge Press, https://www.amazon.it/dp/B07L368YB2

Masi, Marco, *"Introduzione al Veganismo: Le risposte alle domande più frequenti sul veganismo"* https://www.amazon.com/gp/product/154419921X/

NASEM, *"Crossing the Global Quality Chasm: Improving Health Care Worldwide"* - http://nationalacademies.org/hmd/Reports/2018/crossing-global-quality-chasm-improving-health-care-worldwide.aspx

NHS, *"NHS medication errors contribute to as many as 22,000 deaths a year, major report shows"* - https://www.independent.co.uk/news/health/nhs-medication-errors-deaths-prescription-drugs-jeremy-hunt-york-university-health-a8224226.html

Satprem, *"Sri Aurobindo e l'avventura della Coscienza"*, ed. Mediterranee.
Satprem (2), *"L'Agenda di Mère"*, ed. Mediterranee.

OCSE, *"The economics of patient safety in primary and ambulatory care"*, - https://www.oecd-ilibrary.org/social-issues-migration-health/the-economics-of-patient-safety-in-primary-and-ambulatory-care_baf425ad-en

OMS, *"The third WHO Global Patient Safety Challenge: Medication Without Harm"* - https://www.who.int/patientsafety/medication-safety/en/

Zadik, Yehuda et. al., *"Recurrent aphthous stomatitis: stress, trait anger and anxiety of patients"*, Nov 2012, Journal of the California Dental Association.

Sull'autore

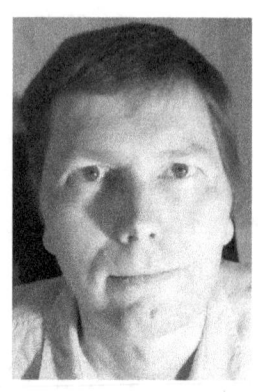

Marco Masi nasce a Milano il 1965. Dopo avere conseguito la laurea in fisica a Padova e il dottorato a Trento, lavora alcuni anni come ricercatore universitario. Considera una fortuna il non essere né un medico né un esperto di medicina, dato che questo gli ha permesso di non farsi condizionare dalle tesi o dai libri di testo ufficiali, per concentrarsi esclusivamente sulla coscienza corporea. Come ricercatore incomincia invece a sviluppare un'altra passione che coltiva assieme all'autoguarigione consapevole, ovvero i temi dell'educazione e la scuola del futuro ed il cui pensiero è sintetizzato in un libro su quello che chiama "Educazione del libero progresso" [Masi]. Questo lo portò alla scelta di diventare insegnante di matematica e fisica in una scuola della Baviera, in Germania. Ma è il suo percorso spirituale che lo avvicina allo Yoga Integrale di Sri Aurobindo, assieme alle sue esperienze personali della coscienza del corpo, che lo avvicinano alle tematiche dell'autoguarigione. All'età di 25 anni legge "l'Agenda di Mère" [Satprem(2)] che gli schiude un mondo prima sconosciuto ed inesplorato. Da allora divenne un 'ateo della medicina' e, da quando non frequenta più gli studi medici, non si è più ammalato. Ragione che l'ha spinto a trascrivere le sue esperienze di autoguarigione consapevole, affinché diventassero di dominio pubblico ed a portata di mano per tutti.

L'autore può essere seguito o contattato ai seguenti indirizzi.

Indirizzo email: coscienzaeguarigione@gmail.com
Pagina Facebook: https://www.facebook.com/Coscienza-e-Guarigione-1521622931476010/
Canale YouTube: https://www.youtube.com/user/coscienzaeguarigione